汉竹主编●健康爱家系列

护肾有方

俞雨生◎编著

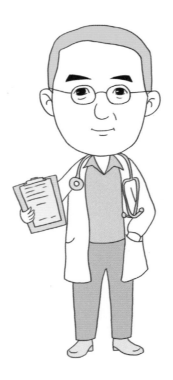

江苏凤凰科学技术出版社

· 南京 ·

编委会

推荐序

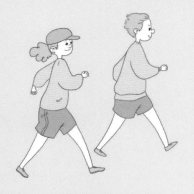

　　人民健康是民族昌盛和国家富强的重要标志，是人类美好生活的基本保障，也是健康中国行动的核心任务。养成健康的生活方式，普及防病治病的科学知识，强化每个人是自己健康第一责任人这一理念，不仅是每个公民的义务，更是广大医务工作者的职责。

　　用大众喜闻乐见的形式书写他们关心的防病治病知识，请长期工作在临床一线、了解疾病的病痛、倾听过患者的叙述、观察过疾病诊治过程的专家讲述疾病的故事，将深奥的医学知识，用形象生动的大众语言、图文并茂的形式向患者及他们的家人和社会民众进行介绍，如疾病的临床表现、诊断治疗、膳食营养、生活方式、心理健康及健身锻炼等实用知识，应该是真正意义上的科学普及和实实在在的惠民善举。

　　多年来，东部战区总医院（原南京军区总医院）国家肾脏疾病临床医学研究中心，在肾脏疾病的诊断治疗、科学研究和专业人才培养等方面取得了卓越的成绩，不仅得到国内外同行的赞誉，更深受全国各地患者的信赖，每年接诊近百万的肾脏疾病患者。为了践行健康中国行动计划，履行国家肾脏疾病临床医学研究中心的责任担当，该中心的医务人员在繁重的医教研工作之余，积极开展多种形式的科普教育活动，此书即国家肾脏疾病临床医学研究中心众多科普丛书之一。如前所述，本书的作者多是肾脏病领域造诣精深的专家，具有丰富的临床经验、扎实的专业理论、多年的教学经历。他们的倾情奉献，保证了这本书的科学性、可读性和实用性，使它不失为一本优秀的肾脏疾病科普书，值得大家学习和收藏。

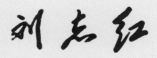

中国工程院院士，教授，博士生导师

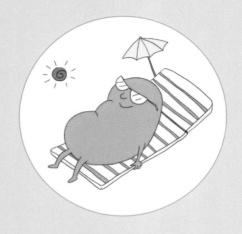

目录

第三章　这些信号是肾在求救

第四章　看懂肾脏检查化验单

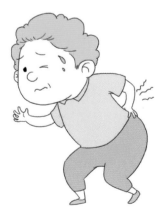

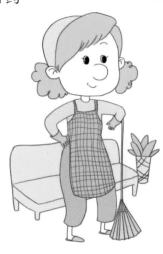

第九章 保持乐观情绪，肾病只是慢性病

第十章 不同人群如何护肾

第十一章 "肾友"热点问题专家答

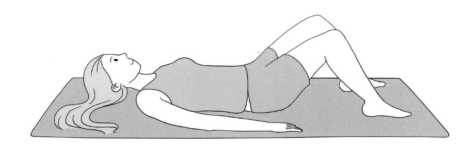

第一章　肾脏——身体的"清洁工"

肾"居住"在腰部脊柱两侧

肾脏就是人们常说的"腰子"，外形酷似蚕豆，表面光滑，呈红褐色，和输尿管、膀胱、尿道共同组成泌尿系统。伸出双手，摸摸后背，夹着脊柱的两条肌肉和最下面一根肋骨交接的区域，巴掌大小，那里面就是肾。

正常情况下，人有左右两个肾，由于受右侧肝脏位置的影响，左肾略高，右肾则略低一些。男性的肾重约150克，女性的肾重约135克，每侧肾长10~12厘米，宽5~6厘米，厚3~4厘米。

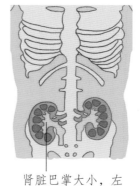

肾脏巴掌大小，左高右低，呈蚕豆状

肾脏和泌尿系统紧密相连

肾脏和输尿管、膀胱、尿道共同组成泌尿系统。肾脏的基本功能就是生成尿液，借以清除体内代谢产物及某些废物，同时重新吸收，保留水分及其他有用物质。

尿液是人体水代谢的最终产物，正常情况下呈淡黄色或者无色。尿液中97%是水，其他为尿素、尿酸和无机盐等人体代谢的废物和毒素。

成年人一天的排尿量为1 000~2 500毫升，而尿液排出过多可能导致身体脱水，尿量太少则可能导致代谢产物蓄积在体内，影响健康。尿液来源于血液并流经泌尿系统，因此溶血、泌尿系统受损或感染时，患者将可能出现酱油色尿、血尿、泡沫尿或脓尿等。

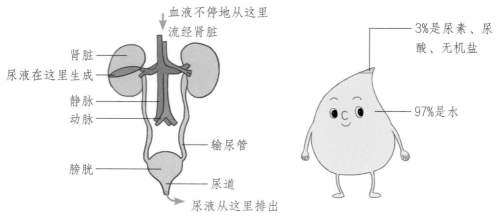

泌尿系统的功能　　　　　　　　尿液的组成

肾脏像个"大筛网"

　　肾脏能够排出人体代谢产物和毒素是由其结构决定的。肾脏是由100万套肾小球及相应肾小管组成的单居室构成的大房子。而肾小球的结构就像一层薄膜，膜表面有很多细小的筛孔，就像一个天然的筛子，起到过滤的作用。

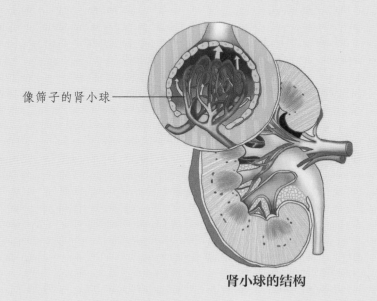

像筛子的肾小球 ——

肾小球的结构

　　这个充当筛子的滤过膜有三层结构，每层各自承担不同的责任。

— **内层:** 毛细血管内皮，能防止血细胞丢失

红细胞

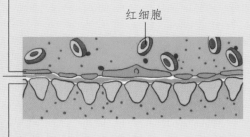

中间层: 薄薄的凝胶样结构，上面有很多筛孔，形成一道物理屏障，决定通过筛网的物质大小，被称为"滤过屏障"

外层: 由足状的凸起细胞构成，能过滤带负电荷较多的大分子物质，如白蛋白，又被称为"电荷屏障"

肾小球滤过膜的结构

肾脏是人体"清洁站"

当血液经过肾小球时，肾小球滤过膜的筛子结构就开始起过滤血液的作用。它可以阻挡大分子营养物质流出体外，仅容一些小分子废物通过。因此肾脏被认定为人体的排毒器官，俗称人体的"清洁站"。

肾小球：第一次过滤形成原尿

可以将血液看成流淌在血管里的河水，血液经过肾小球时，充当筛子的肾小球滤过膜就像河流中的大坝一样，发挥过滤作用，阻挡对人体有用的大分子物质流出体外，如白蛋白、血细胞等，只允许一些小分子物质，如电解质、微量元素及人体代谢产物通过。于是小分子物质随着血液一起进入肾小管，此混合液体被称为原尿。肾小球滤过膜受损会导致人体内营养物质丢失，引起蛋白尿、血尿及其他症状。

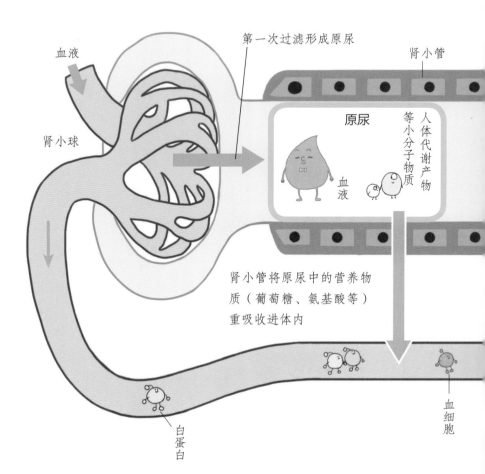

肾脏的工作原理

血液

肾小球

第一次过滤形成原尿

肾小管

原尿

血液

人体代谢产物等小分子物质

肾小管将原尿中的营养物质（葡萄糖、氨基酸等）重吸收进体内

白蛋白

血细胞

肾小管：二次筛选体内废物

原尿流经肾小管时，肾小管发挥重要的"管家"功能，检查原尿的成分。有用的营养物质，如氨基酸、葡萄糖、大部分水等，被捞回来，即大部分"河水"被重吸收进人体内，只留下一条"小溪"继续前行。肾小管还发挥着"排泄"功能，将人体新陈代谢产生的废物，如氢离子、氨、钾离子等排至"小溪"中。最终小溪里的"水"就是日常所说的尿液。

排出终尿

尿液产出后，一般先存储在膀胱内，当储尿量达200~300毫升时，人体就会有憋尿感，此时需立刻上厕所，排出尿液。

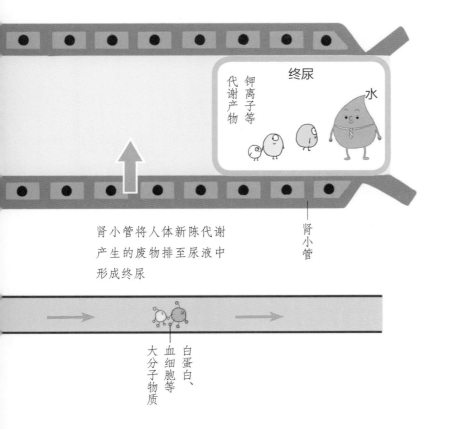

肾小管将人体新陈代谢产生的废物排至尿液中形成终尿

肾小管

大分子物质、白蛋白、血细胞等

肾脏是人体"调控站"

肾脏除了有生成尿液、排出人体内代谢产物的功能外，还有一些人们肉眼"看不见"的功能，这些功能的重要性往往超过排尿功能，起到调控人体内环境平衡的生理作用。

调节血压

肾脏可分泌多种激素，这些激素管控肾脏内外血管的缩张，进而调节血压。其中，肾素可使血压升高，前列腺素则可使血压下降。

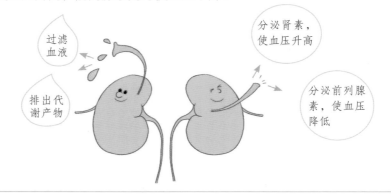

过滤血液

排出代谢产物

分泌肾素，使血压升高

分泌前列腺素，使血压降低

调节钙磷代谢

肾脏能分泌一种类似维生素D的物质，该物质可管控胃肠道对钙、磷的吸收，有利于骨骼的生长。当肾脏受损时，这种物质生成减少，患者会出现缺钙、高磷的症状，患继发性甲状旁腺功能亢进症，严重者会出现骨骼变形、骨折等症状。

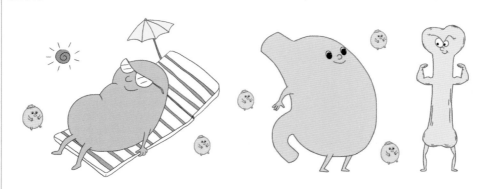

肾分泌类似维生素D的物质 ——→ 管控胃肠道对钙、磷的吸收 ——→ 有利于骨骼生长

调节水盐平衡

维持人体内水盐平衡的主要调节器官就是肾脏。当人体内盐分过剩时，肾脏会将多余的盐分通过尿液排出；水分过剩时，又将过多的水分通过尿液排出。成年人一天的排尿量为1000~2500毫升，当肾功能出现问题时，水盐调节便会出现障碍，很可能会出现水肿等问题。

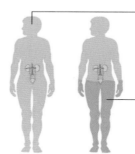

体内水分过剩时，肾脏发挥作用，将过多的水分通过尿液排出

体内水盐平衡时，肾脏产生适量尿液

盐分过多时，肾脏能将多余的盐分通过尿液排出

造血功能

肾脏可分泌一种造血物质——促红细胞生成素，促进骨骼对铁的摄取和利用，加速红细胞生成。肾脏功能衰竭，这种物质生成减少，患者会出现脸色苍白、乏力、心悸等症状，医学上称为"肾性贫血"。

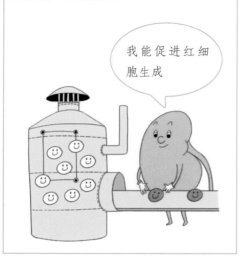

我能促进红细胞生成

排毒功能

当血液经过肾的时候，肾脏会认真检查其成分，有用的成分就留下，没用的代谢产物就扔到尿里排出体外。肾脏功能受损，这种排毒能力下降，人体内毒素不断蓄积（即肌酐值逐渐升高），必要时需借助外力来清除，这就是肾脏替代疗法，俗称为"透析疗法"，也有人将其称为"洗肾"。

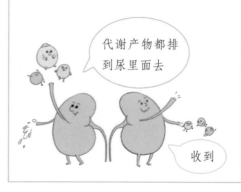

代谢产物都排到尿里面去

收到

西医和中医的养肾不是一个概念

中医的肾脏概念抽象复杂、范围大，包括内分泌系统、生殖系统以及部分泌尿系统等，而西医对肾脏的定义相对简单，就是指位于人体脊柱两侧，腰中部位置一对巴掌大小的脏器。

中医：肾脏是一整套系统

中医所说的肾脏与西医所说的肾脏相差甚远。中医描述的肾脏是一整套系统，它主宰着人体所有的动力源泉，决定着人的生长发育、生殖能力、遗传能力、水液代谢、呼吸调节等。所以中医说的肾好，是指生命力旺盛、精神面貌好、生殖力强等方面。

大脑：肾生髓，而"脑为髓之海"，肾气充足，头脑发达、精力充沛

牙齿："肾主骨生髓"，而"齿为骨之余"，肾好则牙齿坚固不松动

头发：中医认为"肾主藏精，其华在发"，肾气充盈则头发乌黑不稀疏

耳朵："肾主藏精，开窍于耳"，听觉功能与肾气的盛衰密切相关

腰、膝盖、腿：腰为肾之府，肾虚会在腰腿部有所体现

中医中肾脏的功能

西医：肾是独立的脏器

西医的概念里，肾脏是人体泌尿系统中独立的脏器，它主要充当以下3个角色。

净水器	筛子	生命工厂
净化人体血液，产生足够的尿液来清除人体内的杂质，以此维持人体各脏器的生理平衡。	肾脏的结构就像一个筛子，血液经过筛孔时，将有用的成分保留，无用的代谢产物排到尿液中。	肾脏能产生很多激素，直接参与或干预人体的血压调节、红细胞生成以及骨骼代谢等相关功能。

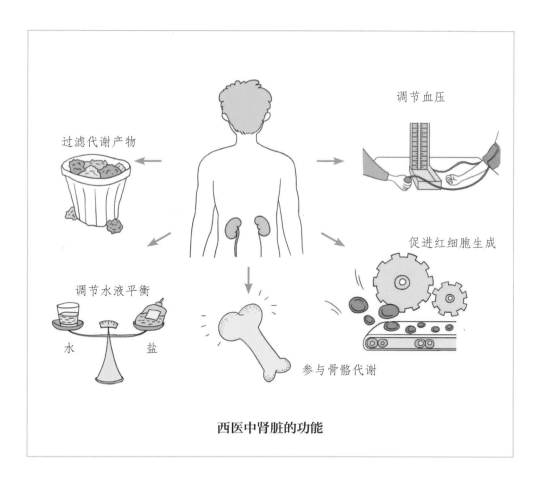

过滤代谢产物

调节血压

调节水液平衡

水   盐

促进红细胞生成

参与骨骼代谢

西医中肾脏的功能

尽管中医与西医在肾脏的概念上存在差异，但是它们有一个相同的观点：肾脏功能的好坏直接关系着一个人是否健康、生命力是否旺盛。

腰部酸痛不代表肾有问题

肾脏看不见、摸不着，因此人们常把"腰子"与"腰"混为一谈，认为腰痛就是肾脏出了问题。事实上，"腰"是"腰部"的简称，指胸背以下、臀部以上的区域，除泌尿系统外，还包括部分的胸椎、腰椎以及腰肌。

腰部有 2 个凹陷，俗称"腰眼"，肾脏就在此处。"腰眼"只是一个解剖定位的标志，与肾脏并无瓜葛。这个部位是肌肉拉伤、腰部扭伤的高发部位。因此腰痛不一定是有肾结石、肾积水等肾脏疾病，也可能是有腰肌劳损或者腰椎间盘突出等问题。当腰部酸痛时，最好及时去医院进行检查。

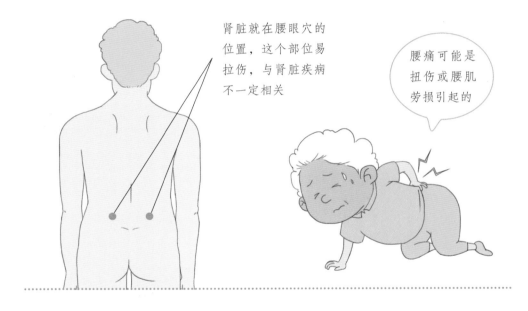

肾脏就在腰眼穴的位置，这个部位易拉伤，与肾脏疾病不一定相关

腰痛可能是扭伤或腰肌劳损引起的

肾功能 ≠ 性功能

人们常说的肾功能主要指肾脏造血、调节血压等方面的能力。肾功能下降主要表现为水肿、高血压、贫血等。性功能则反映了人体生殖与性方面的能力，性功能下降主要表现为性欲下降，男性勃起困难等。所以肾功能和性功能不是一码事，肾脏疾病本身对性功能没有影响，健康、规律的性爱对肾脏疾病患者也没有大碍。但是人体的各个脏器并不是孤立存在的，以下可能是肾脏疾病患者性功能发生变化的原因。

1. "肾不好=性不好"的错误观念深入人心，给肾脏疾病患者带来极大的心理暗示，过大的心理压力导致许多肾脏疾病患者出现性功能障碍。

2. 一些治疗肾脏疾病及抗高血压的药物可能会影响肾功能，如利尿药、β-受体阻滞剂、免疫调节剂（环磷酰胺）、镇静剂或抗抑郁药等都可以引起男性勃起功能障碍、射精异常和性欲缺乏等。

3. 性生活是个体力活，肾脏疾病严重时会导致严重贫血和心、肾功能衰竭，体力下降也会大大影响性功能。

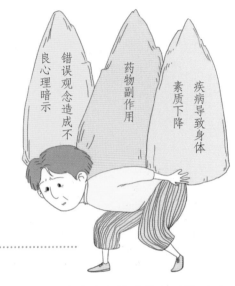

肾脏疾病患者性功能衰退的原因

肾囊肿 ≠ 肾病

很多人在常规体检之后，发现体检结果提示自己肾脏上有囊肿。这个"肿"字让人很担心，肾囊肿是不是肿瘤？肾囊肿是良性还是恶性的？会不会恶变？查出肾囊肿该怎么处理呢？是否需要手术治疗呢？其实肾囊肿是一种常见的泌尿外科疾病，大多属于良性病变，不会转变成恶性肿瘤，不必过于惊慌。

肾囊肿直径小于5厘米并无大碍

单纯肾囊肿比较小的话对人体无大碍，尤其是尿检、肾功能和血压都正常，只是单侧孤立性肾囊肿。此时的肾囊肿不同于传统意义上的肾脏疾病，一般进展较慢，无须紧张，在无症状时不损害肾脏。大多数肾囊肿生长缓慢，只要没有引起任何症状，就无须进行特殊治疗，平时在饮食上多加注意，定期体检，检测其变化即可。

肾囊肿直径大于等于5厘米应及时就医

如果肾囊肿直径大于或等于5厘米，或对正常肾组织造成压迫，甚至影响到血压和肾功能，严重时肾囊肿破裂出血或感染，此时引发为肾脏疾病，需要及时就医，根据医生的诊断进行药物干预或手术。

年龄越大，患肾囊肿风险越高

单纯肾囊肿随着年龄的增长发生率逐渐升高，30~40岁人群单纯肾囊肿的发生率为10%左右，80岁以上人群单纯肾囊肿的发生率达50%。50岁以上人群更易患双侧肾囊肿。因为随着年龄的增长，肾小管憩室会越来越多，这是正常的生理现象，只需定期进行体检即可。

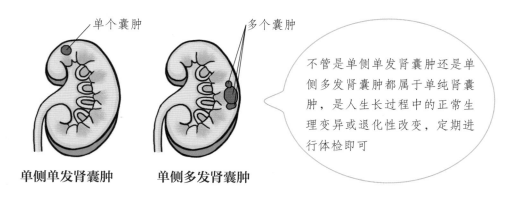

单个囊肿　　　　　　　多个囊肿

单侧单发肾囊肿　　　**单侧多发肾囊肿**

不管是单侧单发肾囊肿还是单侧多发肾囊肿都属于单纯肾囊肿，是人生长过程中的正常生理变异或退化性改变，定期进行体检即可

多囊肾是一种遗传性肾病

多囊肾是一种遗传病，分常染色体显性遗传和常染色体隐性遗传两种，其中前者较为多见，占比为95%，成年人发病率较高。囊肿逐渐增大直至压迫正常组织，进而发展至肾功能不全。

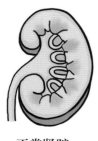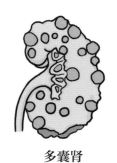

正常肾脏　　　　**多囊肾**

多囊肾是遗传疾病，多为双侧性，囊的大小不等，密密麻麻布满整个肾脏，使得肾脏体积增大，表面呈高低不平的突起

第二章

现代人的肾
为什么很脆弱

肾脏疾病青睐哪些人

由于肾脏代偿能力特别强，所以只有当它功能丧失一半左右时症状才"崭露头角"，给人以"肾病难治，尿毒症是不治之症"的印象。其实尿毒症的发病亦有规律可循，以下几类人就特别容易合并肾功能损害。

肾脏受过创伤的人

肾脏受过损伤的人，如肾小球肾炎、肾病综合征、弥漫性双肾结石、尿路梗阻、肾血管疾病、遗传性肾病、肾肿瘤患者等。他们的肾功能多少会受到影响，若病因未彻底去除，疾病会持续发展导致尿毒症。

全身性疾病涉及肾脏者

一些全身性疾病是血管性病变所致，如糖尿病、高血压、红斑狼疮、过敏性紫癜等。随着病程迁延，全身小血管增厚、闭塞，最终会引起全身器官功能衰竭。代表人群便是糖尿病和高血压患者。

经常用药的人群

俗话说"是药三分毒"，绝大多数药物要经过肾脏排泄，如抗生素、解热镇痛剂、医用造影剂、抗肿瘤药物以及部分中药等。它们经过肾脏时有可能对肾组织产生直接损害，或通过过敏反应及其他方式的免疫反应间接伤害肾脏。

肥胖、生活极度不规律以及有遗传肾病家族史者

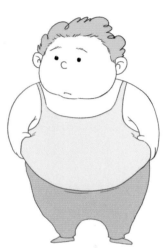

肥胖、生活极度不规律会带来许多代谢问题，进而增加肾脏负担，增加患慢性肾病的风险。此类人和有遗传肾病家族史者为慢性肾病高危人群。

为什么肾脏疾病越来越年轻化

慢性肾病起病隐匿，被称为人类健康的"隐形杀手"。我国慢性肾病发病率逐年增长，患者越来越年轻化。北上广等地区的流行病学调查显示，我国20岁以上成年人慢性肾病患病率已达10%。

生活方式的改变

重口味食物因可刺激味蕾、增加食欲而颇受追捧。人们在肆意享受味蕾上的刺激时，肾脏早已不堪重盐、辛辣的刺激，正在苦苦哀嚎。

晚睡加重肾脏负担

现代人因经济、工作压力而经常熬夜加班或失眠。白天高强度工作结束后，夜晚正是人体器官自我修复的最佳时间，而熬夜会打乱各个脏器的休息，久而久之，各脏器衰竭，而肾脏首当其冲。

疾病的年轻化催生并发症

现代年轻人饮食高热量、心理压力大、运动量减少，因此高血压、高血糖等专属老年人的病种逐渐"瞄向"年轻人，肾脏并发症亦因此有所提前。

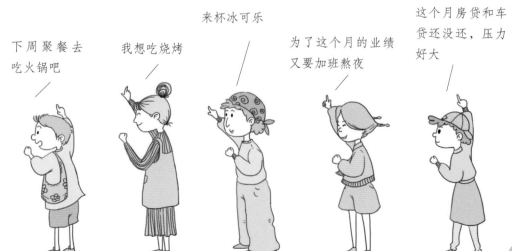

哪些职业易受肾脏疾病侵袭

肾脏疾病与环境相关，也与一些特殊的职业关系密切。从事以下职业者应该做好预防，以免肾脏疾病找上门。

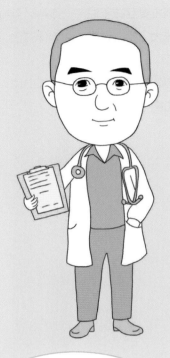

与粉尘打交道者

粉尘中含大量二氧化硅，二氧化硅在人体内蓄积，易诱发氧化应激（即自由基在身体内产生的一种负面作用，是导致疾病和衰老的重要因素之一），从而引起肾细胞毒性，导致肾脏损伤。

久坐人群

我国肾病发病职业调查显示，长期从事电脑工作者肾病发病率占总发病率的16%。这类人往往有久坐、缺乏运动、熬夜、加班、失眠、常吃外卖等共性。长此以往，人体抵抗力下降，肾脏可能会因长期超负荷工作、水盐负荷过重而衰竭。

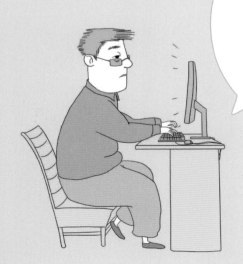

有机溶剂接触者

有机溶剂主要存在于油漆、涂料、染料、清洁剂等中，气味大、挥发性强，对人体有害，其含有大量的甲醛和苯。这些物质被大量吸入后会破坏肾小球滤膜结构的完整，患者会出现蛋白尿，长期不愈易导致肾功能下降及损伤。

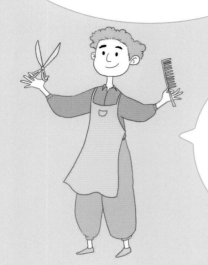

理发师

理发师每天接触大量烫发剂和染发剂，这些化学品中含有铅、铜、银等重金属以及苯二胺。前者可通过皮肤进入体内，经肾脏排泄时对肾脏结构造成破坏，导致蛋白尿、血尿；后者容易诱发过敏反应，导致肾脏继发性受损。

司机

司机常因工作途中不便如厕而频繁憋尿、少饮水，因此尿路感染、尿路结石发病率较普通人群高。尤其是开夜车和开长途的司机，往往过度疲劳、熬夜，肾脏负担较大。

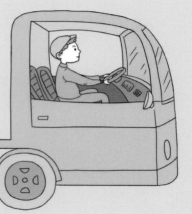

高血压：让肾负重不堪

　　高血压已经成为肾衰竭的第三大病因，顽固性高血压很可能会引起肾功能恶化。肾病合并高血压或高血压继发肾损害往往需联合使用多种降压药才可勉强控制病情。一旦血压无法控制，病情将很快发展至尿毒症。

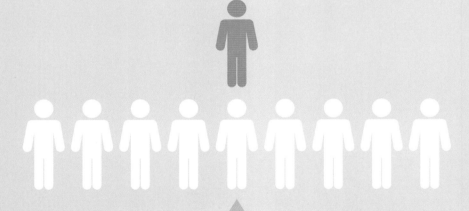

中国慢性肾病流行病学调查结果显示，中国成年人慢性肾病的患病率为：

10.8%

大部分患者为肾病合并高血压

高血压引起的肾脏结构和功能损害被称为高血压肾病。一般来说，高血压持续5~10年未经治疗，会导致肾脏损害。高血压肾病患者年龄多在40~50岁，早期仅是夜尿增多，伴微量白蛋白尿的症状，继而出现蛋白尿，部分患者可出现少量红细胞尿。病程进展缓慢，少部分患者会渐渐发展成肾衰竭。

高血压和肾损伤互为因果

人体血压升高，血管里的血液压力变大，肾脏毛细血管的压力随之增大，血管内的营养物质便会被挤出血管，"跑"到尿液里，产生蛋白尿。

肾脏是调节血压的脏器，肾功能受损会反过来引起高血压。而血压增高又会加重肾脏的工作负荷，加速肾脏各种功能的损坏。

高血压和肾损害就像一对难兄难弟，在肾功能损害的道路上互为因果，相互残杀。肾功能不全患者往往并发高血压。一般血压越高，持续时间越长，肾脏损害出现就越早，损害也越重。长此以往肾血管逐渐硬化，且难以逆转，最终发展为肾衰竭。

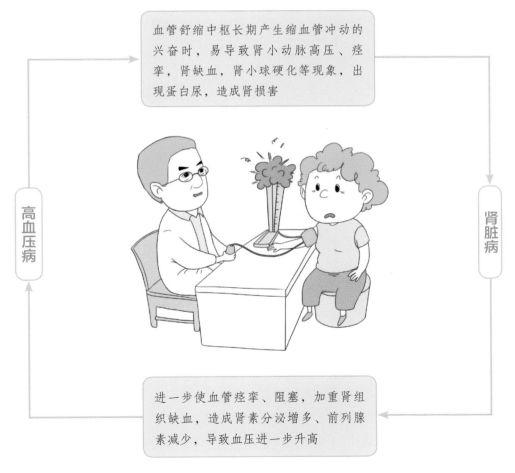

高血压与肾病互为因果、恶性循环

每天固定时间测量血压

建议高血压患者每天固定时间测量血压，可根据自身的情况选择测量的时间和次数，并做好记录。发现血压的晨峰和晚峰，有针对性地用药能更好地控制血压。一般来说，冬季血压高于夏季，8~9时会达到上午的高峰，16~18时会达到下午的高峰，这种血压也被称为"勺型血压"。

测量血压前，不要剧烈活动，不要憋尿，不要饮用咖啡，不喝酒抽烟；测量血压时，避免所测血压的手臂穿着过紧的衣物或手持重物，以宽松的服装及轻松的姿势为佳。建议测量2次或3次取平均值，防止因为紧张等原因导致数值不准。

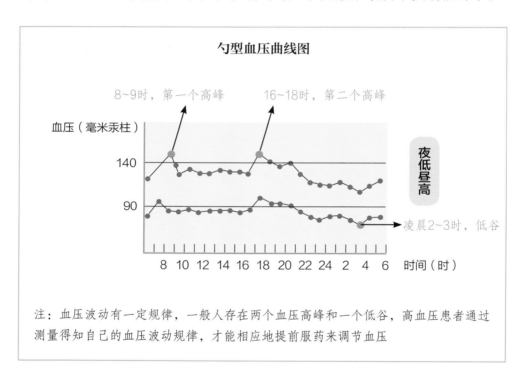

勺型血压曲线图

注：血压波动有一定规律，一般人存在两个血压高峰和一个低谷，高血压患者通过测量得知自己的血压波动规律，才能相应地提前服药来调节血压

服用降压药，让血压稳定在140/90毫米汞柱以下

为避免因继发性高血压而致肾损伤，高血压患者应该在医生指导下规律地使用降压药，尽量使用长效降压药，避免血压波动。一般高血压患者应将血压降至140/90毫米汞柱以下；有严重并发症者应降至130/80毫米汞柱以下。

另外，高血压患者平时应当保持低盐、低脂、优质蛋白饮食，多吃富含膳食纤维的食物，戒烟限酒，规律作息，不要剧烈运动，不熬夜，避免精神过度紧张。

糖尿病：导致终末期肾脏疾病的主要原因

糖尿病肾病已经成为我国尿毒症常见的病因，仅次于原发性肾脏疾病。由于糖尿病患者长期处于高血糖状态，肾脏毛细血管内膜逐渐增厚、硬化、闭塞，易导致肾小球硬化，引起肾脏结构及功能异常。

糖尿病肾病常发生于患糖尿病10年以上者

糖尿病患者长期血糖控制不佳，或合并高血压、高血脂，或有糖尿病家族史等，很容易患上糖尿病肾病。糖尿病肾病患者往往合并其他微血管病变，这些并发症均不可逆转，因此糖尿病肾病的治疗一直是个世界性难题。

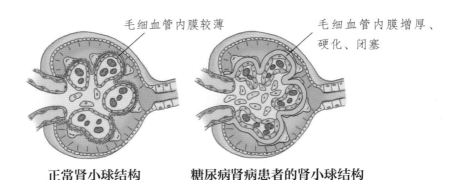

毛细血管内膜较薄　　　　毛细血管内膜增厚、硬化、闭塞

正常肾小球结构　　　　糖尿病肾病患者的肾小球结构

糖尿病患者应定期进行肾病筛查

糖尿病因并发症多、治疗棘手，所以早期预防及治疗尤为重要。防治措施主要包括严格控制血糖、血压、血脂，积极戒烟、运动。此外，糖尿病一旦确诊，应定期进行糖尿病肾病的筛查，预防严重并发症的发生。

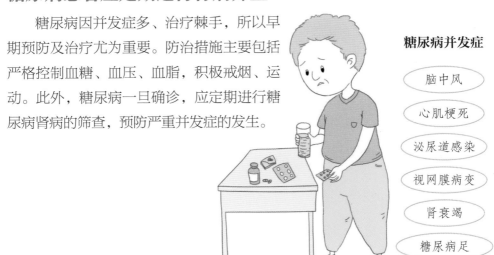

糖尿病并发症

脑中风

心肌梗死

泌尿道感染

视网膜病变

肾衰竭

糖尿病足

高尿酸血症：最易引发肾结石

高尿酸血症是指嘌呤代谢紊乱引起的代谢异常综合征。高尿酸血症不仅会引起关节炎，如痛风，还会导致肾结石、痛风性肾病、肾功能不全等问题。

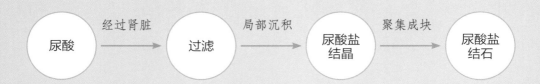

尿酸 —经过肾脏→ 过滤 —局部沉积→ 尿酸盐结晶 —聚集成块→ 尿酸盐结石

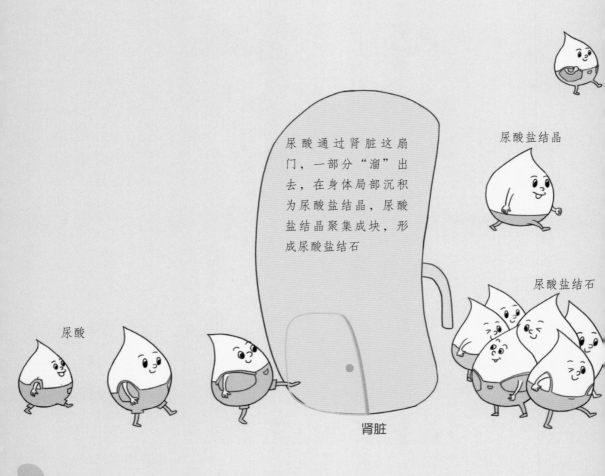

尿酸通过肾脏这扇门，一部分"溜"出去，在身体局部沉积为尿酸盐结晶，尿酸盐结晶聚集成块，形成尿酸盐结石

尿酸盐结晶

尿酸盐结石

尿酸

肾脏

血尿酸水平应控制在360微摩/升以下

尿酸盐结石一旦形成就难以消除，因此积极预防和治疗至关重要。无论有无痛风发作，所有高尿酸血症伴结石者均需要将血尿酸水平控制在360微摩／升以下。此外，尿酸盐结晶还可沉积于其他软组织（尤其是血液循环较差的部位），引起慢性炎症及纤维组织增生而形成结石，如耳轮、第一跖趾关节和指、腕、肘、膝关节等处，少数患者甚至会出现在鼻软骨、舌、声带、眼睑、心瓣膜等处。

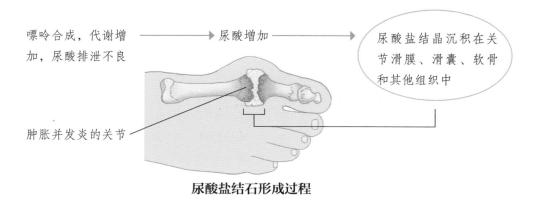

嘌呤合成，代谢增加，尿酸排泄不良 → 尿酸增加 → 尿酸盐结晶沉积在关节滑膜、滑囊、软骨和其他组织中

肿胀并发炎的关节

尿酸盐结石形成过程

减少尿酸的两种方式

减少生成	促进排泄
低嘌呤饮食，尽量不要摄入含酒精饮料、海鲜、动物内脏等食物。适度运动，控制体重。根据医嘱，服用非布司他等药物。	除了多饮水，可口服促尿酸排泄药物，如苯溴马隆。还要定期进行体检，监测病情。

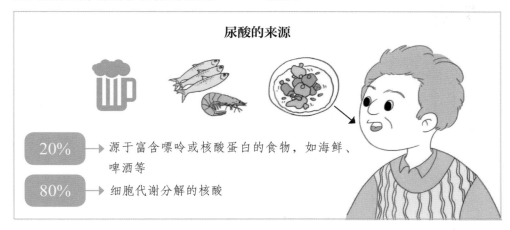

尿酸的来源

20% → 源于富含嘌呤或核酸蛋白的食物，如海鲜、啤酒等

80% → 细胞代谢分解的核酸

前列腺炎：让肾也受连累

前列腺是男性生殖系统腺体，单独居住在膀胱与尿道之间，形状和大小似稍扁的栗子。慢性前列腺炎是成年男性的常见病，年龄越大，发病率越高。泌尿系统感染、精神心理因素、免疫力下降、缺乏运动和盆底肌肉功能失调等也会引发前列腺炎。

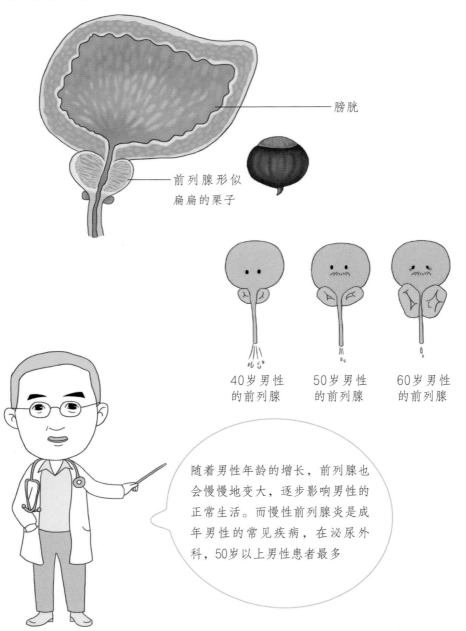

膀胱

前列腺形似
扁扁的栗子

40岁男性
的前列腺

50岁男性
的前列腺

60岁男性
的前列腺

随着男性年龄的增长，前列腺也会慢慢地变大，逐步影响男性的正常生活。而慢性前列腺炎是成年男性的常见疾病，在泌尿外科，50岁以上男性患者最多

前列腺反复有炎症或增生必然殃及膀胱及尿道，引起局部疼痛，导致尿路梗阻，甚至影响肾脏功能，困扰患者的身心健康。慢性前列腺炎患者应做好病情反复的心理准备，树立阳光、健康的心态，改变久坐、憋尿等不良生活习惯，注意性行为卫生，加强体育锻炼，积极配合治疗。前列腺炎并非疑难、不治之症。

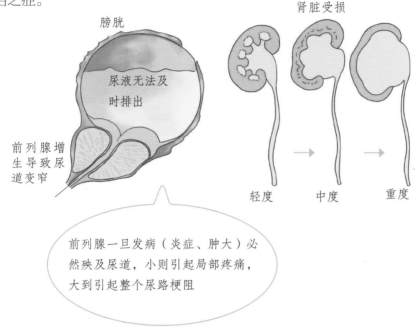

前列腺一旦发病（炎症、肿大）必然殃及尿道，小则引起局部疼痛，大到引起整个尿路梗阻

尿潴留对肾脏的影响

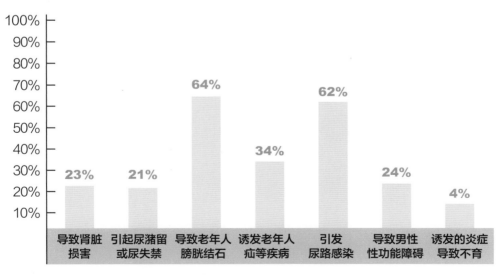

前列腺增生及并发症引发其他疾病的概率

肾脏疾病的发展过程

慢性肾病的发展一般经过以下几个阶段，即根据肾小球滤过率大致分为5期。

1期：起病初期

症状： 一般无任何不适，仅体检发现尿蛋白、潜血呈阳性。部分患者可表现为尿中泡沫增多、脸部或下肢凹陷性水肿、高血压。

指标： 肾小球滤过率每分钟大于或等于90毫升，肌酐值大于133微摩/升，属于正常范围。

治愈率： 肾脏病1期患者积极进行治疗往往能痊愈。

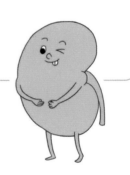

2期：肾功能代偿期

症状： 肾脏轻微受损。虽少部分肾单位坏死，但健存肾单位通过加班加点地工作，足以弥补受损肾单位的功能。

指标： 肾小球滤过率为每分钟60~89毫升，肌酐值为133~186微摩/升。

治愈率： 如果及时进行正规治疗，仍可以实现临床治愈。

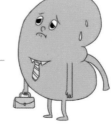

3期：肾功能失代偿期

症状： 当病因未除，肾单位持续遭破坏，健存肾单位的工作量无法满足身体所需时，肾脏进入失代偿期。这时肾单位坏死已经超过三分之二，肾脏开始萎缩，部分患者出现乏力，但症状仍然不明显。

指标： 肾小球滤过率为每分钟30~59毫升，肌酐值为178~445微摩/升。

治愈率： 此期即使积极治疗，恢复的可能性也较小。

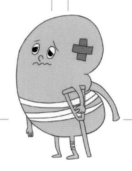

4期：肾衰竭期

症状： 肾脏进入衰竭期，每时每刻都有大片肾单位坏死，肾脏进一步萎缩。患者有贫血、头晕、乏力、恶心等不适。

指标： 肾小球滤过率为每分钟15~29毫升，肌酐值为451~701微摩/升。

治愈率： 肾功能下降已经无力挽回，治疗重点是保护剩余的肾功能。

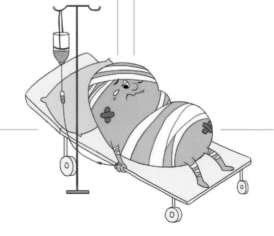

5期：尿毒症期

症状： 肾脏进入尿毒症期，此时90%以上的肾单位已经坏死，肾脏体积萎缩至6立方厘米以下。患者前4期的不良症状加重，部分患者尿量突然减少。

指标： 肾小球滤过率每分钟小于15毫升，肌酐值大于707微摩/升。

治愈率： 由于毒素淤积过多，建议尽早进行透析或肾移植。

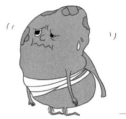

　　慢性肾衰竭发展到尿毒症期需10~15年时间，以上为理论发展状态。根据病因、自我管理能力及治疗差异，有些患者（如膜增生性肾病）可能只需3~5年甚至更短的时间就到了尿毒症期，而某些轻微的肾脏疾病（如微小病变性肾病）患者如果积极配合治疗、定期复查、调整不良生活状态，就有可能终身未发展为尿毒症。因此积极预防肾脏病，早诊断、早治疗，准确判断预后，对延缓肾病进展至关重要。

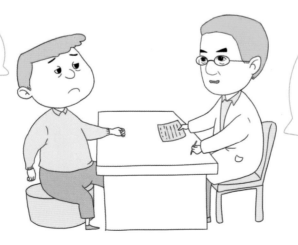

医生，我会不会得尿毒症啊

慢性肾衰竭发展为尿毒症的周期一般为10~15年，你要记得定期来复查，不能再熬夜、抽烟、喝酒了

解读10种常见肾脏疾病

肾脏疾病的性质、病变类型及损害程度五花八门,不同性质的肾病进展速度及治疗方案相差甚远。如果不幸患上肾脏疾病,应先确定是哪一种类型,再考虑下一步的精准治疗。

1. 原发性肾小球疾病

原发性肾小球疾病俗称"慢性肾炎",是我国最常见的肾脏病变类型。其特点为肾小球滤过膜受到损害,血液中原本无法滤出的营养物质经受损的肾小球滤过膜漏出体外。患者典型表现有水肿、大量蛋白尿、血尿等。

这类疾病起病隐匿、发展缓慢、症状相近,需借助肾穿刺检查方能确诊。轻者通过口服保肾、降压药物等即可痊愈,重者则需加用激素并配合免疫抑制药才能暂时控制病情。此类疾病会因劳累或感染而复发,后期需定期复查。

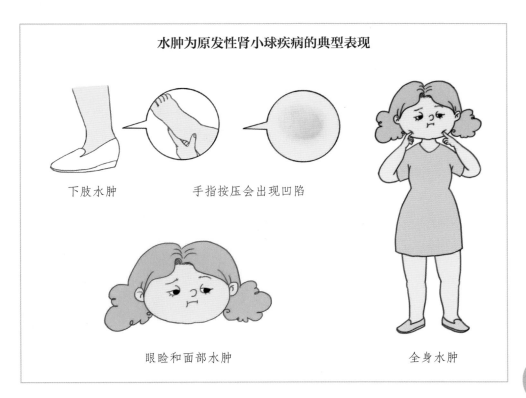

水肿为原发性肾小球疾病的典型表现

下肢水肿　　　　　手指按压会出现凹陷

眼睑和面部水肿　　　　　全身水肿

2. 慢性肾衰竭

又称"慢性肾功能不全"，是由于各种慢性肾脏疾病反复发作，大量肾小球硬化导致肾脏排泄能力下降，使体内大量代谢物聚积而引起的机体代谢及功能紊乱。

早期患者一般无任何症状，可能有乏力、夜尿增多、食欲减退等症状，到后期上述症状逐渐加重，并出现贫血、尿量减少、高血钾、心力衰竭等严重并发症。

慢性肾衰竭早期症状

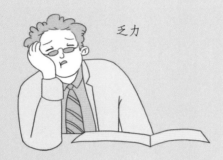
乏力

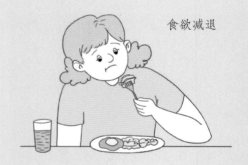
食欲减退

慢性肾衰竭中晚期症状

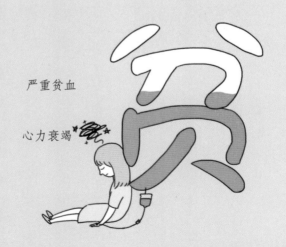
严重贫血

心力衰竭

此病的一般变化规律可依据肾小球滤过率分为1~5期，5期即尿毒症期，一旦进展至此，病变将不可逆。慢性肾衰竭不同分期的治疗方案相差甚大，早期重在治疗原发病，中期重在延缓进展，晚期重在防治并发症及肾脏替代。

尿毒症的症状

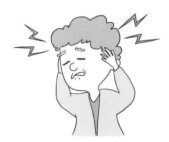

神经系统症状： 疲倦、头痛、头晕、无力、抽筋、注意力以及记忆力减退

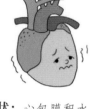

心血管症状： 心包膜积水、高血压、心脏衰竭

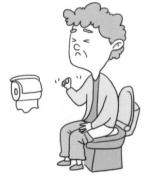

消化系统症状： 呕吐、没食欲、肠胃出血、便秘、腹泻、口臭

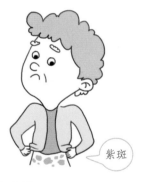

紫斑

血液系统症状： 贫血、免疫功能变差、紫斑与皮下出血

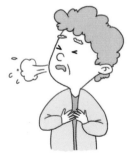

呼吸系统与皮肤症状： 肺积水、呼吸困难、皮肤瘙痒

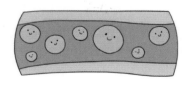

内分泌系统症状： 月经异常、血脂升高、副甲状腺功能亢进

3. 急性肾损伤

急性肾损伤泛指人体处于缺血、缺氧或中毒状态下，48小时内引起的肾脏结构或功能异常，包括血液和尿液化验数值升高或下降，肾穿刺病理组织或者肾脏超声、CT等检查结果异常，持续时间不超过3个月。

急性肾损伤的常见类型有肾前性（多为体内缺水、缺血或心脏功能下降引起肾脏血液量下降所致）、肾性（各种原因引起肾脏受到实质性损害，如药物、剧烈运动或食用小龙虾致横纹肌溶解、肾炎等）、肾后性（多为巨大肾结石、前列腺肥大等原因引起的尿路梗阻所致）。典型症状有浑身肌肉疼痛、水肿、恶心呕吐、尿液呈酱油色等。

急性肾损伤因病程短，肾功能损伤可逆，一般积极寻找病因，尽早干预，患者大多可恢复正常。但若延误治疗，肾脏受损将由急性转为慢性，恢复概率降低。

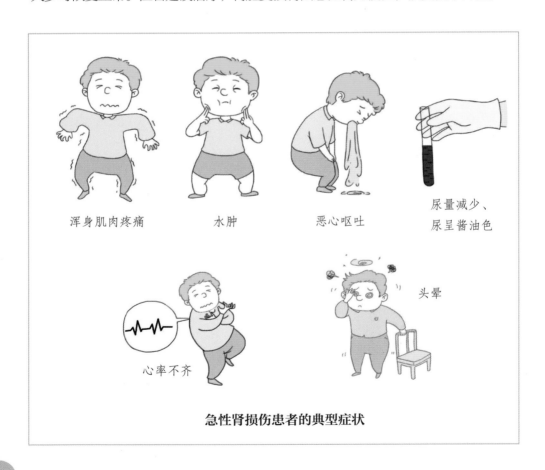

浑身肌肉疼痛　　　水肿　　　恶心呕吐　　　尿量减少、尿呈酱油色

心率不齐　　　头晕

急性肾损伤患者的典型症状

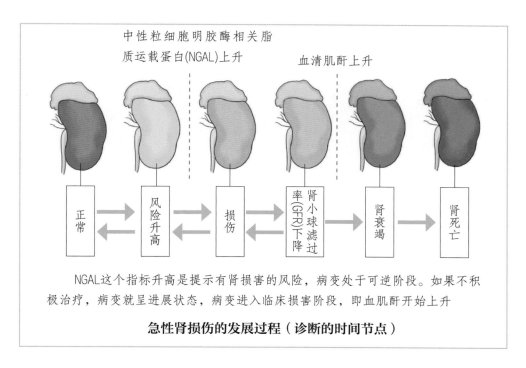

中性粒细胞明胶酶相关脂质运载蛋白(NGAL)上升

血清肌酐上升

| 正常 | 风险升高 | 损伤 | 肾小球滤过率(GFR)下降 | 肾衰竭 | 肾死亡 |

NGAL这个指标升高是提示有肾损害的风险，病变处于可逆阶段。如果不积极治疗，病变就呈进展状态，病变进入临床损害阶段，即血肌酐开始上升

急性肾损伤的发展过程（诊断的时间节点）

4. 糖尿病肾病

因糖尿病患者长期（超过10年）血糖控制不佳而引起的肾脏毛细血管硬化、蛋白尿、肾功能异常等，是常见的继发性肾脏疾病。患者往往合并有糖尿病视网膜病变、糖尿病足等其他器官损害。血糖管理不佳，合并高血压、高血脂，有吸烟习惯的患者为糖尿病肾病的高风险人群。

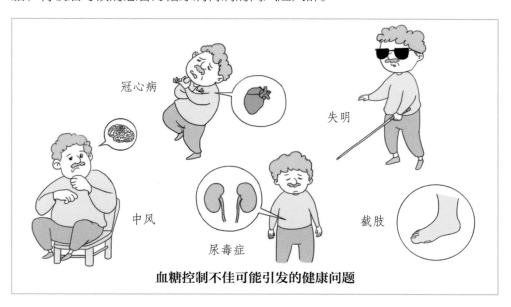

冠心病

失明

中风

尿毒症

截肢

血糖控制不佳可能引发的健康问题

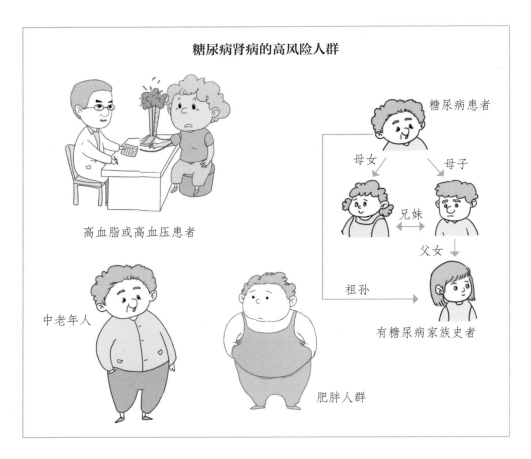

糖尿病肾病的高风险人群

高血脂或高血压患者

中老年人

肥胖人群

糖尿病患者

母女　母子

兄妹

父女

祖孙

有糖尿病家族史者

糖尿病肾病因病程长、并发症多、发病机制复杂而治疗困难，所以重在预防。糖尿病肾病患者应严格控制血糖、血压、血脂，积极戒烟，参加运动，定期筛查并发症。

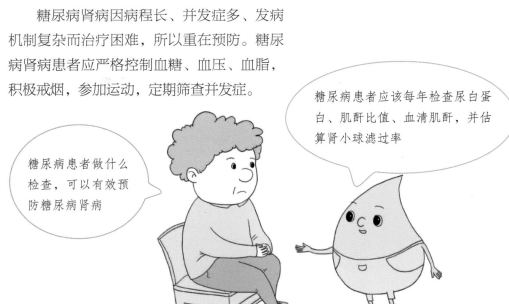

糖尿病患者做什么检查，可以有效预防糖尿病肾病

糖尿病患者应该每年检查尿白蛋白、肌酐比值、血清肌酐，并估算肾小球滤过率

5. 狼疮性肾炎

狼疮性肾炎是因自身免疫系统紊乱，体内产生免疫复合物沉积于肾脏而引起的肾小球炎症。多发生于育龄期女性，但男性患者往往病情更易恶化，致死率高。

狼疮性肾炎的临床表现呈多样化，可表现为蛋白尿、血尿、水肿，严重者会出现急性肾功能减退。另外，患者还常合并其他脏器受累表现，如面颊蝴蝶样红斑、关节疼痛、贫血、头痛、肺部感染等。患者免疫力低下、并发症多且重，治疗上以全身免疫调节为主，需警惕药物的副作用。

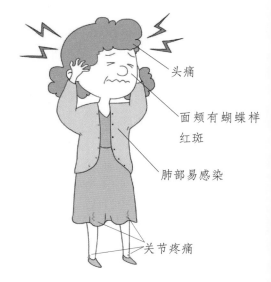

头痛

面颊有蝴蝶样红斑

肺部易感染

关节疼痛

狼疮性肾炎患者的症状

6. 肾囊肿

肾囊肿是肾脏皮质及髓质间存在的类似水泡样物质，是成年人常见的肾脏结构异常。多发于男性，随着年龄的增长，发生率逐渐升高。

单纯肾囊肿一般毫无症状，仅在体检时发现。当增大的囊肿压迫血管引起血管闭塞，或出现尿路梗阻时会有相应表现，但很少对肾功能产生影响。小于5厘米的囊肿无须特殊治疗，定期复查即可。当囊肿超过5厘米时，需进行手术治疗。

7. 多囊肾

多囊肾是一种遗传性肾囊肿疾病，大部分患者有家族遗传史，少部分为自身基因突变所致。肾脏里有多个大小不一的囊肿，早期无任何征兆，就像一颗颗"温柔的炸弹"，随着正常肾脏逐渐被囊肿"蚕食"，患者肾功能逐渐下降，最终发展为尿毒症。此外，患者还可能会合并其他脏器的病变，如多囊肝、颅内动脉瘤等。目前，多囊肾缺乏特异的预防措施和特效药，只能在出现相应并发症时缓解症状，建议有多囊肾家族史者定期检查、评估肾脏功能。

8. 药物性肾损害

　　药物性肾损害是指由药物所致的各种肾脏损害。所有口服或静脉应用的药物几乎都会从肾脏"走一遭"，药物会因肾毒性反应或过敏反应而损伤肾脏。导致肾损害的药物五花八门，最常见是抗生素，其次是抗排异药、抗病毒药、止痛药以及来路不明的中草药等。药物性肾损害的典型表现为乏力、皮肤瘙痒、恶心、呕吐、发热，检查可能会发现有白细胞尿、蛋白尿、贫血、肌酐值高等特征。

　　一旦确诊，应立即停用或减少可疑药物用量，可按需短暂给予激素治疗，病情危重者要进行透析。大部分患者经积极治疗，肾功能可完全恢复。

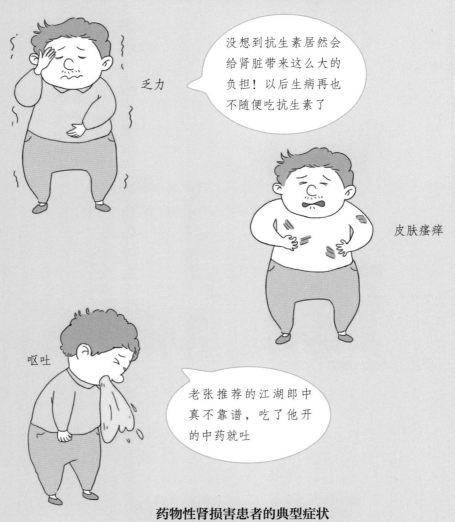

药物性肾损害患者的典型症状

9. 肾结石

肾结石是晶体物质（如钙、草酸、尿酸等）在肾脏异常聚积所致，约每十个人中就有一人有肾结石。男性、肥胖、有肾结石家族史、长期口服利尿剂和泌尿系梗阻患者易患肾结石。

患者起初无任何不适，当小结石从肾脏跑到输尿管时，会引起腹痛、恶心、血尿；较大的结石偶尔会引起轻微腰痛；如果结石大到完全堵住下游输尿管，可能会引发肾积水。

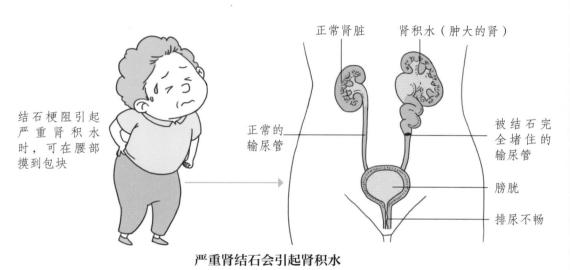

结石梗阻引起严重肾积水时，可在腰部摸到包块

正常肾脏　　肾积水（肿大的肾）

正常的输尿管

被结石完全堵住的输尿管

膀胱

排尿不畅

严重肾结石会引起肾积水

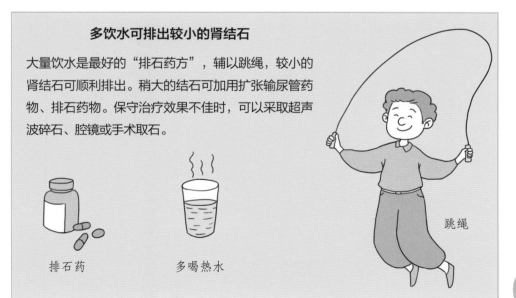

多饮水可排出较小的肾结石

大量饮水是最好的"排石药方"，辅以跳绳，较小的肾结石可顺利排出。稍大的结石可加用扩张输尿管药物、排石药物。保守治疗效果不佳时，可以采取超声波碎石、腔镜或手术取石。

排石药　　　　　多喝热水　　　　　　　跳绳

10. 急性肾盂肾炎

急性肾盂肾炎是由细菌引起的膀胱以上部位尿路的感染，多由下尿路的细菌（多为肠道的大肠杆菌）逆行而上所致，少部分由临近的感染波及所致，严重者可能会危及生命。免疫力低下的"老、弱、病、残、孕"及女性患者为易感人群。

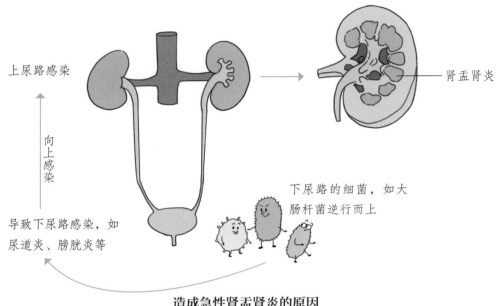

上尿路感染

向上感染

导致下尿路感染，如尿道炎、膀胱炎等

下尿路的细菌，如大肠杆菌逆行而上

肾盂肾炎

造成急性肾盂肾炎的原因

轻者表现为发热、寒颤、肋脊角痛、尿急、尿频、尿痛。严重者因细菌"侵袭"全身血液而出现"败血症"，患者出现低血压休克、肝肾等脏器功能衰竭。

患者应多饮水、多休息、注意卫生，通过有效的抗菌药物治疗 2 周即可迅速痊愈。个别合并败血症出现休克者，治疗复杂，需积极补液，联合使用多种抗生素等。

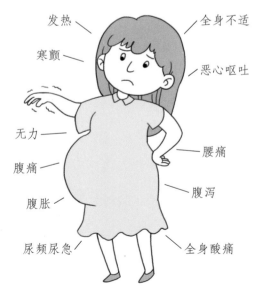

发热

全身不适

寒颤

恶心呕吐

无力

腰痛

腹痛

腹泻

腹胀

尿频尿急

全身酸痛

急性肾盂肾炎患者的典型症状

第三章

这些信号是肾在求救

尿里有泡沫要引起注意

泡沫尿就是尿液中出现很多莫名其妙的气泡，似啤酒泡沫一样，大小不一，持续时间不等。正常人会有泡沫尿，通常是因为喝水少、出汗多，尿液被浓缩，也可能是因为排尿急、过于用力，而男性站立位排尿时，排尿位置高、落差大，排尿瞬间也会产生泡沫。还有一些泡沫尿发生在摄入大量蛋白质后，或熬夜、过度劳累及身体机能下降时。这类泡沫尿一般持续时间不长，尿液静置后泡沫会很快消失。

肾脏疾病引起的泡沫尿难以冲净

肾脏疾病所致的蛋白尿，患者尿中的蛋白会改变尿液的结构成分，造成液体表面张力发生变化，产生大量泡沫。这些泡沫大小不一，一次无法被抽水马桶冲干净，静置30分钟泡沫都不会消失。

尿路感染和糖尿病也会引起泡沫尿

尿路感染者，尿道的炎性分泌物会增加尿液的表面张力，进而引发泡沫尿，此外某些产气菌也可使尿液出现气泡。

糖尿病患者尿液中尿糖或尿酮体增多，尿液的酸碱度发生改变，使尿液的表面张力增大而出现尿泡沫增多现象，这种泡沫一般较大且消失较快。一旦出现非正常的泡沫尿，需尽早进行尿常规检查。

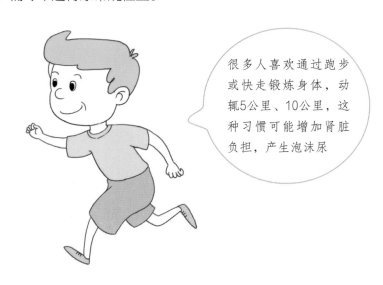

很多人喜欢通过跑步或快走锻炼身体，动辄5公里、10公里，这种习惯可能增加肾脏负担，产生泡沫尿

尿液出现以下6种颜色要警惕

　　正常人的尿液为清澈透明的淡黄色，没有过重的味道。但在饮水较多、食入含色食品或药物等特殊情况下，尿液出现颜色变化也属正常，如大量饮水后的透明色尿液，食用火龙果后的微红色尿液，服用利福平、甲硝唑、亚甲蓝等药物后尿液变色等。当无缘由地出现尿液颜色异常时，要警惕是否存在肾脏疾病。以下为临床上常见的6种非生理性的尿色改变，一旦出现需及时就诊。

透明无色

一般为尿比重降低，如果饮水不多，长期出现无色尿可能是间质性肾炎、糖尿病肾病、急性肾损伤多尿期、尿崩症等，应到医院做进一步检查。

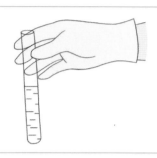

乳白色

最常见为乳糜尿，像牛奶一般，有时会混有白色凝块或血液。可能为尿路感染如肾脓肿、肾结核等疾病所致。

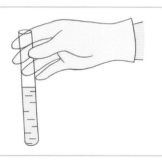

酱油色

大量红细胞、血红蛋白或肌红蛋白混入尿液中所致。常见于横纹肌溶解综合征，也可能出现于肾脏急性炎症、肾结石、肝胆疾病。

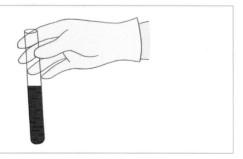

红色

常见于各种原因导致的血尿，如肾炎、尿路感染、泌尿系结石、泌尿系肿瘤、凝血功能障碍等，也有可能为铅汞中毒。另外，某些红色食物如红心火龙果、甜菜、紫萝卜等也可能会导致尿液变红。

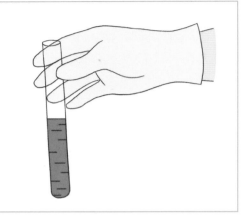

蓝绿色

通常与服药有关，药性过后尿液颜色会恢复正常。若没有服药经历，则可能是某些疾病所致，如儿童多见的蓝尿布综合征、家族性高钙血症、维生素中毒等。尿路感染病原菌为铜绿假单胞菌时也可出现蓝绿色尿液。

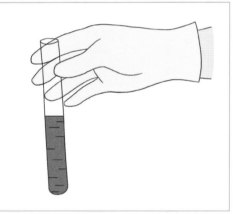

黑色

急性血管内溶血性疾病、横纹肌溶解综合征、挤压综合征、缺血性肌坏死、黑色素瘤等均可能会导致尿液为黑色。如黑色素瘤，人体内黑色素量增加，使血中黑色素被肝脏还原为黑色素元，从尿中排出的黑色素元经氧化后成为黑色素，静置片刻，尿液便会变成黑色。

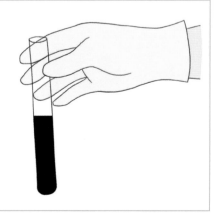

出现血尿，马上去医院

大部分慢性肾炎患者都会有血尿，血尿可分为镜下血尿和肉眼血尿。镜下血尿是肉眼看不到的，在高倍镜视野下可见红细胞数量大于或等于3个，患者一般病情较轻，可能会伴有蛋白尿、水肿、高血压等症状。肉眼血尿为1升的尿液中含有1毫升以上的血液，尿液呈红色，如洗肉水样或有血块，患者可能会有尿频、尿急、尿痛、腰痛、发热等不适。

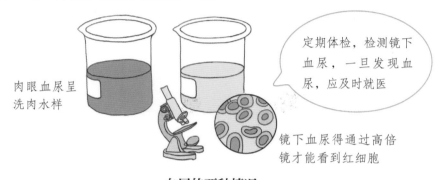

肉眼血尿呈洗肉水样

定期体检，检测镜下血尿，一旦发现血尿，应及时就医

镜下血尿得通过高倍镜才能看到红细胞

血尿的两种情况

尿隐血阳性不一定是血尿

尿隐血检查是尿常规检查中最普通的项目，如果检测的尿液中有血红蛋白，试纸就会发生化学反应，出现尿隐血阳性。但是尿隐血阳性不一定就是血尿。因为很多因素都能导致尿隐血检测呈阳性，如服用铁剂或摄入过多动物内脏、尿路感染、尿液标本放置时间过长、肌红蛋白尿等。

尿红细胞镜检进一步确定是否是血尿

如果尿常规报告显示尿隐血阳性，不要过于惊慌，以为得了很严重的肾脏疾病，继而乱投医，胡乱用药或过度治疗，这不仅不能治病，还会加重肾损伤。正确的做法是到医院肾脏内科就诊，做进一步的尿液检查，明确是否存在血尿，查明病因，对因治疗。

如果确定是肌红蛋白尿或尿路感染等原因导致尿隐血阳性，则治疗后再复查尿常规。若复查尿常规中尿隐血阳性消失，则不必特别处理，定期复查尿常规即可。

眼睑和下肢水肿，一定要做尿检

水肿就是人体里水分增多，水分跑到血管外了，常常发生于体表组织较为疏松的部位，如下肢、脚踝、眼睑。轻度的水分增加往往没有明显症状，而当体内液体存储量达5千克以上时，即可出现肉眼可见的水肿。

与肾脏疾病相关的水肿，最主要表现为眼睑水肿和双下肢水肿。眼睑水肿是肾脏排水障碍，导致过多的水分蓄积在体内的疏松组织中，为肾炎性水肿；双下肢水肿的主要原因是尿液丢失蛋白过多，导致低蛋白血症。

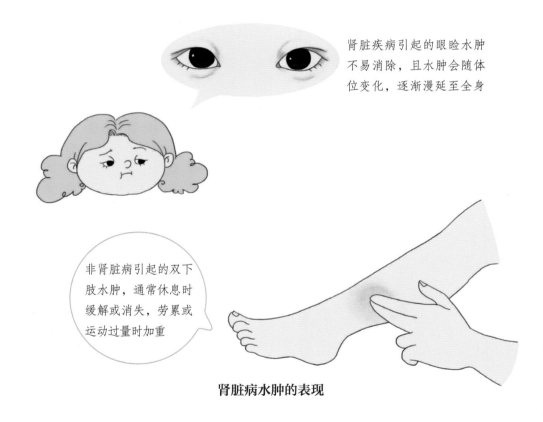

肾脏疾病引起的眼睑水肿不易消除，且水肿会随体位变化，逐渐漫延至全身

非肾脏病引起的双下肢水肿，通常休息时缓解或消失，劳累或运动过量时加重

肾脏病水肿的表现

水肿一般有对称性，严重者会逐渐出现全身水肿。一旦出现水肿，要通过尿检、血生化、血压等检查排除肾脏相关的水肿，必要时进行肾活检穿刺明确肾脏病变。有些水肿不一定是肾脏疾病所致，有可能是其他原因引起的，如心源性水肿、肝源性水肿、甲状腺相关性水肿、营养不良性水肿、药物性水肿、孕期水肿等。

44

原因不明的高血压要小心

肾脏疾病引起的高血压称为肾性高血压，占继发性高血压发病原因的第一位，所以不明原因的高血压是肾脏疾病的信号。

几乎每个肾病患者都有高血压

约50%的肾病早期患者会有不同程度的高血压，到了肾病晚期，几乎每个肾病患者都逃不掉高血压。肾性高血压可分为肾血管性和肾实质性两类。肾血管性高血压程度往往比较严重，常伴有血压的急剧升高；肾实质性高血压表现为各种原因所致的肾小球肾炎。

血压出现以下情况，要特别注意肾脏检查

1.与年龄不相吻合的不明原因高血压。

2.血压急骤升高，数周内出现氮质血症，代谢产物和毒素不能及时排出。

3.反复出现蛋白尿，逐渐伴有血压持续升高。

4.持续性高血压，尿蛋白持续呈阳性。

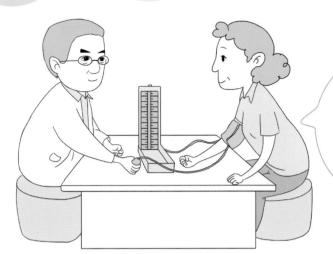

肾脏是高血压损害的主要靶器官，反过来，肾脏功能如果异常，代谢不出去的钠离子也会推升血压

当发现血压升高了，不要找熬夜、压力大等借口，一定要去查查肾，即使经过检查，肾脏没有问题，也不能掉以轻心。

7种身体变化可能是肾脏在求救

　　肾脏具有非常强大的代偿能力，一般肾脏疾病在早期阶段症状不明显，甚至没有症状，容易被忽视，以致延误诊断和治疗。一旦出现症状，病情往往已进展至不可逆的阶段，所以早期发现肾脏疾病的蛛丝马迹尤为重要。如果身体突然出现以下症状，需及时就诊，在专业医师指导下进行肾脏疾病常规检查，包括尿常规、血常规、肾功能、血压、双肾超声等，做到早发现、早诊断和早治疗。

1. 尿量变化

正常人24小时内尿量为1 000~2 500毫升，尿量减少可能是急性肾损伤或肾病综合征所致，尿量增多可能是各种原因所致的肾小管间质损伤的表现，尤其是夜尿增多。如果排尿频次增多，还伴有不适感和小便刺痛，需要去医院进行检查，有可能是尿路感染。

2. 头晕

头晕、眼花是肾性高血压或肾性贫血的典型症状，血压升高明显时甚至会出现头痛、视物模糊等症状，即使症状很轻微，也应该及时到肾脏专科就诊检查。

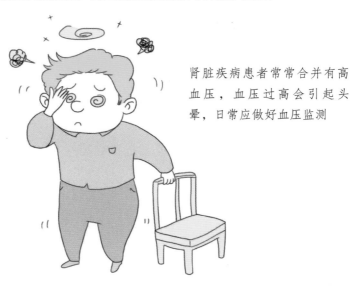

肾脏疾病患者常常合并有高血压，血压过高会引起头晕，日常应做好血压监测

3. 乏力

肾功能受损时，如慢性肾功能不全合并贫血，很多代谢产物难以通过尿液排出，肾脏提供能量较少，患者便会出现疲乏无力、精力不济，甚至面色苍白等症状。

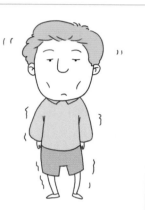

平时要注意作息规律，饮食清淡，戒烟戒酒，适当进行锻炼来提高免疫力

4. 恶心、呕吐、食欲差

慢性肾脏疾病患者会出现多种消化道不适症状，尤其是肾衰竭，肾功能受损后排毒能力下降，胃肠道黏膜受到刺激易引发恶心、呕吐等症状。

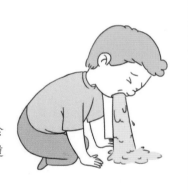

注意饮食，避免暴饮暴食和食用生冷食物，以免加重胃肠道负担，可热敷脐周缓解不适

5. 口气中有氨味

肾功能不全时，体内氮质废物清除有障碍，易出现口气有氨味的现象，味道类似腐坏的蔬菜，十分刺鼻。

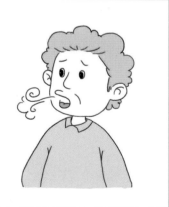

口气有氨味也可能是幽门螺杆菌引起的，所以一定要及时去医院进行检查，不可小瞧口腔问题

6. 皮肤瘙痒

肾功能不全时，毒素及磷清除障碍易导致皮肤瘙痒。慢性肾功能衰竭患者出现皮肤瘙痒，主要是毒素蓄积，经皮肤进行排泄，对局部神经造成了刺激所致，应及时去医院进行诊治，不要自己随意用药。

不要通过搔抓、摩擦、热水洗烫等方式止痒，更不可用强碱性肥皂洗浴。贴身衣物以柔软宽松的棉织品为好

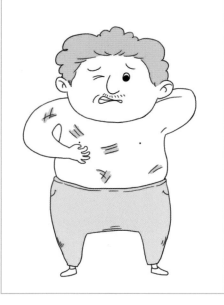

7. 腰酸等腰部不适

患肾结石、肾肿瘤等易出现腰酸、腰部不适等。出现腰部不适不要慌张，先去医院进行综合评估，也有可能是腰背部肌肉劳损或者腰椎间盘突出所致。肾结石发作时的疼痛往往难以忍受，而感染引起的肾脏疾病，大多数会单侧腰痛。

一般腰肌劳损的疼痛发生在长时间弯腰之后，整个腰部尤其是紧挨着脊柱的两侧会有明显疼痛，但并不剧烈，当腰部肌肉不受力的时候，症状会明显减轻

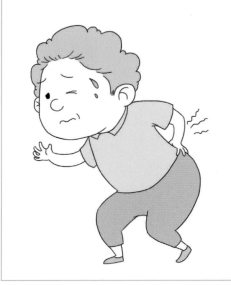

第四章

看懂肾脏检查化验单

尿常规检查：早期筛查重要手段

尿常规检查简单、快速且相当便宜。绝大多数肾脏疾病的发生及进展隐匿，患者毫无不适之感。因此，尿常规在早期筛查上具有重要意义。另外，尿常规检查不仅可以筛查肾脏疾病，在糖尿病、泌尿系统感染和肿瘤等疾病的诊断上也有着不可忽视的作用。

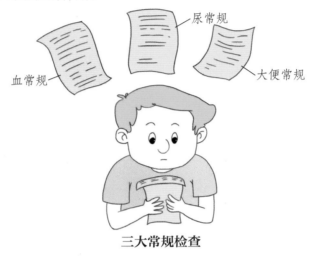

尿常规

血常规

大便常规

三大常规检查

尿常规检查要留取10毫升中段尿

尿常规检查取晨尿最好，一般不需要空腹，留取尿液前可以正常喝水，但是不要喝太多，以免稀释尿液。若没有条件，随机尿也可以。

女性在取尿样前，建议使用矿泉水冲洗外阴或尿道口，注意要避开经期。

前段尿弃掉，即排尿10~20毫升后再收集，这样结果更准确。

留取10~15毫升的中段尿，2小时内送检化验。

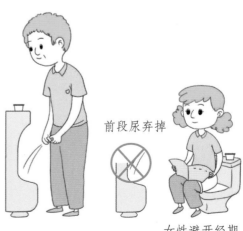

前段尿弃掉

女性避开经期

解读尿常规检查化验单

尿白细胞： 尿白细胞正常值为阴性。尿中白细胞增多主要见于泌尿系统感染，可结合亚硝酸盐、白细胞酯酶和尿细菌等项目进一步检查

尿隐血红细胞（高倍镜视野）： 正常值为阴性。尿隐血阳性并不等于血尿。当尿隐血阳性时，应进一步进行镜检，并需要专业医师结合临床解读报告

尿蛋白： 正常值为阴性。"+"越多，表示尿中蛋白流失得越多，病情越重。尿蛋白呈阳性，可能是肾小球滤过屏障受损和（或）肾小管重吸收能力下降，需进行 24 小时尿蛋白定量检查

阳性（＋）代表存在，阴性（－）表示没有

姓 名：		性 别：女	科室床号：肾脏病科专家门诊		样本号：1133
病人编号：		年 龄：62岁	样本类型：晨尿50ml		备 注：

	检验项目	结果	参考范围	检验项目	结果	参考范围
1	蛋白	阳性(1+)	阴性	18 结晶	阴性	阴性
2	红细胞	阳性(1+)	阴性	19 小圆上皮细胞	阴性	阴性
3	白细胞	阳性(2+)	阴性	20 真菌	阴性	阴性
4	亚硝酸盐	阴性(-)	阴性	21 电导率分级	3级	(2-4级)
5	葡萄糖	阴性(-)	阴性	22 电导率	16.6	5-38 mS/cm
6	尿胆原	阴性(-)	阴性			
7	酮体	阴性(-)	阴性			
8	pH	5.5	5-8			
9	比重	1.014	1.003-1.030			
10	胆红素	阴性(-)	阴性			
11	红细胞计数	60.8	↑ 0-12 /μl			
12	红细胞（高倍视野）	10.9	↑ 0-3 /HPF			
13	红细胞信息	混合性红细胞				
14	白细胞计数	455.20	↑ 0-12 /μl			
15	白细胞（高倍视野）	81.9	↑ 0-5 /HPF			
16	上皮细胞计数	4.4	↑ 0-10 /μl			
17	管型计数	2.37	↑ 0-1.00 /μl			

采集时间：	检验者：	审核者：	报告时间：
签收时间：			

此报告仅对本份样品负责

尿比重： 反映肾脏的浓缩与稀释功能，可受大量饮水或出汗的影响，与正常值差别过大时需注意

尿pH值： 正常值为5.0~8.0，但会受饮食影响，体内酸产生偏多，尿液会偏酸

尿酮体： 正常值为阴性。尿酮体呈阳性可能是糖尿病酮症酸中毒、长期饥饿、低糖饮食等导致

颜色、透明度： 正常尿液常呈淡黄色，受饮食、运动和出汗等因素影响。如果尿液变红，或者呈乳白色、出现沉淀等，则需就医时说明

尿葡萄糖： 正常值为阴性。尿葡萄糖呈阳性可能是有糖尿病、肾小管受损以及一些内分泌异常（如甲状腺功能亢进、嗜铬细胞瘤等），就医时应将完整病史提供给医生以助鉴别

24小时尿蛋白定量：精准诊断

尿常规检查只能粗略估计尿蛋白的多少，少量蛋白尿时，几乎检查不出来。一旦在尿常规检查中发现尿蛋白定性结果为阳性，患者就需要进行24小时尿蛋白定量的检查，检测尿液中所有蛋白质含量，以明确诊断是否真的得了肾脏疾病，评估患病的程度以及可进行的治疗方案。

收集24小时内尿液要"全"

1. 第一天早晨某一时刻,如早晨7点钟,空腹排尿一次,这次尿液不要取。从这之后,一直到第二天早上7点排的尿,都收集起来。不要认为尿液已经收集很多就不收集了,一定要收集完整。尿液没有收集完整,尿量再多也没意义。

2. 一定要明确记录时间点,即如果第一天收集尿液的时间是7点,那么第二天也是7点,前后间隔不能太长。

3. 留样期间如需大便,可先将尿液收集起来,再解大便。如果尿液已经被大便污染,那么就必须重新收集。

4. 留样前和留样期间饮食保持常态,不要刻意改变饮食及生活规律,也不要剧烈运动,女性要避开经期。

5. 如果条件有限或携带不方便,也可在家里将全部尿液搅拌混匀后,用量筒或量杯精确量出尿液总量,取一定的量(至少100毫升)送检。

解读24小时尿蛋白定量检查化验单

24小时尿蛋白定量检查可以准确地测出尿中蛋白的多少。"↑"提示尿中蛋白多,正常值为小于0.4克/24小时

门诊

姓　名:	性　别: 女	科室床号: 肾脏病科专家门诊	样本号: 3205	共 2 项
病人编号:	年　龄: 62岁	样本类型: 24小时尿	备　注:	

	检验项目	结果		参考范围	单位
1	尿蛋白定量	0.76	↑	<0.4	g/24h
2	24小时尿量	1900			ml

尿微量白蛋白：判断早期肾脏损伤程度

尿常规检查、24小时尿蛋白定量检查只能检测出白蛋白、免疫球蛋白等大小不一的蛋白在尿液中的含量。而且这个总的尿蛋白在24小时内要漏出超过150毫克，才能被检测出来，因此两种检查在疾病的诊断上存在一定的滞后性。为了检测早期、轻度的肾脏损伤，尿微量白蛋白检查应运而生。

取尿前不要摄入太多高蛋白食物

尿微量白蛋白的尿液收集方法与24小时尿蛋白定量相同。在整个留取尿液过程中要避免月经及阴道分泌物混入，检查前几天还要避免食用高蛋白食物。若患有其他疾病，要待疾病得到有效控制后再检查。

解读尿微量白蛋白检查化验单

| 姓 名： | | 性 别：男 | 科室床号：肾脏病科专家门诊 | 样本号：1 |
| 病人编号： | | 年 龄：30岁 | 样本类型：24小时尿 | 备 注： |

	检验项目	结果	参考范围		单位
1	24H尿量	1400			mL
2	尿微量白蛋白	291.21			
3	尿微量白蛋白(肌酐比值法)肾科	407.69	↑	0~17	mg/24hr

—— 不同的取尿方式有不同的评定标准，健康的人
24小时尿中微量白蛋白含量一般不超过30毫
克，达30~299毫克时被称为尿微量白蛋白尿

对糖尿病、高血压、心血管疾病患者有重要意义

糖尿病患者后期会出现多种并发症，如糖尿病肾病、糖尿病视网膜病变、糖尿病足、动脉粥样硬化、神经系统病变等。尿微量白蛋白检查是发现早期糖尿病肾病的重要线索，同时也是糖尿病肾病的分期依据。由于糖尿病肾病的出现往往早于其他糖尿病并发症，所以尿微量白蛋白含量也是糖尿病并发症的早期预测指标。此外，尿微量白蛋白含量同时也是血管广泛损伤的标志，在对高血压和心血管疾病的预后预测和治疗评价等方面具有重要的参考价值。

血肌酐：判断肾脏功能

尿素和血肌酐都是人体的代谢产物，它们主要经过肾脏排泄，所以其含量就被用作判断肾功能好坏的指标。大多数人日常生活中饮食结构和肌肉含量没有太大变化，肌酐的生成比较恒定，而大多数肌酐是通过肾脏排泄，因此它在血液中的含量可以用来判断肾功能。

骨骼肌：内源性肌酐，每20克肌肉代谢可产生1毫克血肌酐

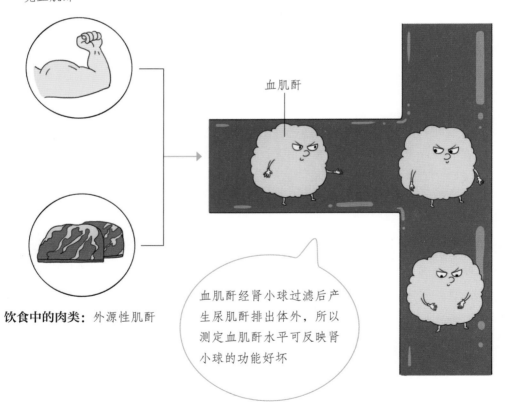

血肌酐

血肌酐经肾小球过滤后产生尿肌酐排出体外，所以测定血肌酐水平可反映肾小球的功能好坏

饮食中的肉类：外源性肌酐

血肌酐的两大来源

血肌酐检查前要空腹

　　血肌酐水平受到性别、肌肉体积、饮食结构、运动，甚至种族、药物等方面的影响很大。血肌酐检查需要空腹采取静脉血，采血前最好禁食肉类食品3天，不要剧烈运动，减少外源性的肌酐干扰。

解读血肌酐检查化验单

| 姓　名: | | 性　别: | 病区床号: | | | | | 样本号: | | |
| ID　号: | | 年　龄: | 样本类型: | | | | | 备　注: | | |

项目名称	结果	参考范围	单位		序	项目名称	结果	参考范围	单位
干化学检测	:				18	尿酸	396	208--506	μmol/L
总胆红素	3.8	3--22	μmol/L		19	葡萄糖	4.7	4.1--5.9	mmol/L
未结合胆红素	1.3	0-19.0	μmol/L		20	钾	4.3	3.5--5.1	mmol/L
结合胆红素	0.0	0-5.0	μmol/L		21	钠	149 ↑	137--145	mmol/L
总蛋白	44.9 ↓	63--82	g/L		22	氯	127 ↑	98--107	mmol/L
白蛋白	21.5 ↓	35--50	g/L		23	总二氧化碳	17.30 ↓	20--29	mmol/L
球蛋白	23.4	20--30	g/L		24	钙	1.99 ↓	2.1--2.55	mmol/L
丙氨酸氨基转移酶	53	13--69	U/L		25	磷	1.83 ↑	0.96--1.62	mmol/L
碱性磷酸酶	96	38--126	U/L		26	镁	1.40 ↑	0.7--1	mmol/L
谷氨酰转肽酶	60 ↑	12--58	U/L		27	甘油三酯	6.94 ↑	0--1.69	mmol/L
胆碱脂酶	10.3	5.9--12.2	KU/L		28	总胆固醇	8.21 ↑	0--5.2	mmol/L
天门冬氨酸氨基转移酶	33	15--46	U/L		29	淀粉酶	106	30--110	U/L
乳酸脱氢酶	899 ↑	313--618	U/L		30	脂肪酶	124	23--300	U/L
肌酸激酶	165	55--170	U/L						
肌酸激酶MB同工酶	12	0--16	U/L						
尿素	22.0 ↑	3.2--7.1	mmol/L						
肌酐	299.3 ↑	58--110	μmol/L						

集时间:　　　　　　检验者:　　　　审核者:　　　　　　报告时间:
收时间:
此报告仅对本份样品负责)

　　── 各医院检测方法不一样，正常值参考指标会有差异，
　　具体参考化验单数据

血肌酐升高应立刻停止服用肌酸补充剂

　　身材高大、肌肉含量高的青壮年男性生成的内源性肌酐的量比活动量少、消瘦的老年女性要多得多。如今有些健身人士一边吃大量含有肌酸的补充剂，一边剧烈运动加快肌肉代谢，体检的时候一查肾功能，被升高的肌酐吓得心慌。其实不必过于紧张，可以停止服用补充剂，并暂停增肌运动，几天后再去复查。

尿肌酐：辅助判断肾脏功能

每日人体内肌肉代谢和肉类食物消化生成肌酐，随血液流至肾脏进行处理，这部分经尿液排出体外的肌酐被称为尿肌酐，而留存在人体内血液中的那部分肌酐就是血肌酐。

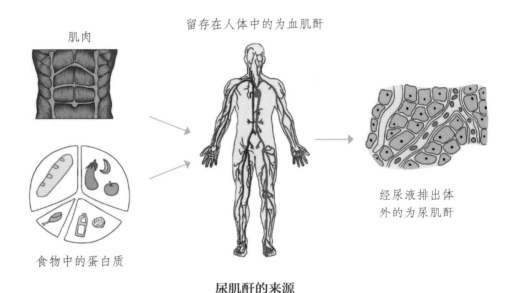

尿肌酐的来源

血肌酐是临床上常用来评价肾功能的指标，实际上尿肌酐也可以用来部分反应肾功能的情况。因为尿肌酐主要经肾小球滤过，因此在肾脏滤过功能受损时，尿肌酐的水平也会下降。但尿肌酐一般不被单独用来评估肾功能，它的高低变化与饮食有关，只用于为其他的指标提供一个计算值。

可利用尿肌酐评估肾小球滤过功能

1、计算内生肌酐清除率：留取全天24小时的尿液，测定尿肌酐浓度和尿量，同时测定血肌酐浓度，这是目前临床上常用来评估肾小球滤过功能的指标，很准确。

2、计算尿蛋白/尿肌酐：这一比值与24小时尿蛋白定量结果有很好的相关性，在不方便留取24小时尿液的情况下可用随机尿中这一比值作为替代。同样的，随机尿白蛋白/尿肌酐的比值也可以作为24小时尿微量白蛋白定量的良好替代指标。

尿酸：反映肾功能的敏感指标

血肌酐水平受到年龄、性别、种族、肌肉活动、饮食等多种因素影响，并且只有肾功能下降近一半时，才会出现明显的血肌酐水平的波动，因此血肌酐并非反映早期肾功能损害的理想指标。而尿酸主要经肾脏排泄，肾功能受损将影响尿酸排出，继而导致血液中尿酸浓度的改变。因此，血液中尿酸水平的变化是反映肾功能好坏的一项重要指标和敏感指示。

尿酸是人体嘌呤代谢的终产物，约80%由体内细胞代谢产生，20%源于饮食。所以尿酸检查前不建议吃高嘌呤食物，如海鲜、啤酒、豆制品、动物内脏等，建议多喝水来促进尿酸排出。这样检查的结果更有参考意义。正常情况下，成年男性体内总的尿酸盐含量为149~416毫摩/升，成年女性体内总的尿酸盐含量为89~357毫摩/升。

B超：看清肾脏结构

B超检查是利用超声波的原理探查肾脏的结构是否完好，由于超声图像接近于真实的解剖结构图，所以对肾脏疾病（如肾囊肿、肾积水、肾结石等）的早期诊断及严重程度的判断均具有非常重要的意义。

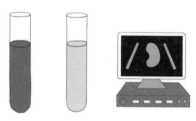

相比于血液检查和尿液检查，肾脏B超检查能清晰地看见肾脏结构

B超检查前要憋尿

在人的盆腔里，膀胱在前，而子宫、前列腺等位置靠后。如果膀胱里的尿液很少，上边的肠子就会往下坠，不但阻挡超声波视线，肠道里的气体还会干扰检查。相反，膀胱里尿液充盈，就能够把肠子顶上去。而且膀胱里的尿液可以成为很好的透声窗，使膀胱后方的结构显示得更加清晰，因此做B超检查前一定要憋尿。

大口喝水能较快生成尿液

体检一般会安排在早上，可以在起床后喝杯水，但不要排尿。到体检的医院后，可以先做其他体检，在做B超检查前1小时左右，一口气大口喝下500毫升水。这样，等到检查时，膀胱里的尿液也储存得差不多了。喝水的时候不要一小口一小口地喝，最好大口喝，这样能够较快生成尿液。

解读B超检查单

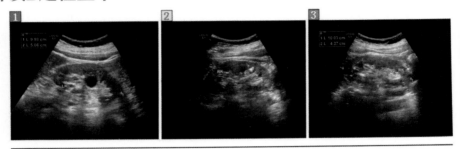

检查所见：

肾脏大小：左肾：99*50*49毫米，右肾：100*43*50毫米
皮质厚度：不清
皮质回声：正常
皮髓界限：清楚
集合系统：正常
左肾中极见一大小约31*31毫米的类圆形无回声区，界清。
右肾内可见多个类圆形无回声区，较大的约14*15毫米，部分囊周伴钙化，界清。
右肾可见数个强回声光团，较大的约3毫米，伴彗尾。
双肾轮廓规则，包膜连续完整.
双肾内未见肾盂肾盏扩张.

肾脏大小：肾脏萎缩后体积就会变小。这是肾脏病发展至肾衰后，出现广泛硬化、纤维化的结果。正常人肾脏的长度，女性为10厘米左右，男性为12厘米左右

无回声：超声波发射出去了，却没有接到回声，就是无回声，一般是有囊肿

略强回声：多见于某些占位性病变，例如肿瘤、肌瘤以及血管瘤等

强回声：常见于结石，还可能会提示肾钙化、肾结晶、肾钙乳等

实质回声：整个实质的回声都增强了，提示肾小球和肾小管都出现了病变，往往在病情进展到第3期、肾功能不全的时候开始出现。病情进展越到晚期，实质回声越强

皮质变薄：提示肾小球出现了硬化、萎缩，这是很严重的病变。这时候如果整个肾脏也出现了萎缩变小，则是进展到了肾衰竭期

肾小球滤过率测定：判断肾损伤程度

在一定时间内通过肾脏这个"筛网"的血液越多，排出的废物就越多，肾功能就越好。肾小球就像"筛网"上的"过滤膜"，肾小球滤过率测定是评估肾脏滤过功能的最佳指标。

用肌酐值估算肾小球滤过率

单位时间内通过肾小球滤过率的测定，就是用单位时间内通过肾小球滤过的血浆量来判断健存肾小球的数量。肾小球滤过率无法直接测定，需通过某些标记物的清除率来间接反映。

一般是通过向体内输注菊粉等来测定肾小球滤过率，用这种方法得到的结果精确、敏感，不受性别、体型、饮食等因素的影响，菊粉清除率是目前公认的检测肾小球滤过率的最佳标准，但由于操作过程复杂、价格昂贵，一般不作为体检的常规项目。因此人们总结出了多种公式，用肌酐值来估算肾小球滤过率，这就是化验单上常出现的"eGFR"。

	检验项目	结果	参考范围		检验项目	结果	参考范围
1	钾	3.90	3.5-5.5 mmol/L	20	直接胆红素	10.10 ↑	0-6.8 umol/L
2	钠	140.7	137-147 mmol/L	21	间接胆红素	14.4	0-12.2 umol/L
3	氯	105.3	98-109 mmol/L	22	总胆固醇	2.48 ↓	3-6 mmol/L
4	钙	2.27	2.1-2.6 mmol/L	23	甘油三酯	0.58	0.28-2.2 mmol/L
5	磷	0.71	0.7-1.5 mmol/L	24	高密度脂蛋白胆固醇	0.86 ↓	>1.04 mmol/L
6	铁	17.00	7.88-34.37 μmol/L	25	低密度脂蛋白胆固醇	1.20	0-3.63 mmol/L
7	总铁结合力	50.0	46.5-65.7 umol/L	26	C反应蛋白（CRP）	2.60	<8.0 mg/L
8	不饱和铁结合力	33.0	30.8-48 umol/L	27	碱性磷酸酶	74.00	50-172 U/L
9	总二氧化碳	27.50	20-29 mmol/L	28	γ-谷酰转肽酶	12.00	0-50 U/L
10	肌酐	1.07	0.51-1.24 mg/dl	29	乳酸脱氢酶	202	60-240 U/L
11	尿素氮	12.31	8-21 mg/dl	30	磷酸肌酸激酶	82.0	15-195 U/L
12	尿酸	306	210-430 μmol/L	31	肌酸激酶同工酶CK-MB	9.0	0-25 U/L
13	血清总蛋白	78.70	64-83 g/L	32	淀粉酶	63	0-103 U/L
14	白蛋白	48.50	35-55 g/L	33	葡萄糖	5.05	3.9-6.2 mmol/L
15	球蛋白	30.2 ↑	20--30 g/L	34	胱抑素C	1.14 ↑	0.54-1.08 mg/L
16	前白蛋白	227	200--400 mg/L	35	eGFR(CKD-EPI)	96	>90 ml/min/1.73m^2
17	谷草转氨酶	49.00	2-50 U/L				
18	谷丙转氨酶	75.00	2-50 U/L				
19	总胆红素	24.50 ↑	0-19 umol/L				

采集时间：	检验者：	审核者：	报告时间：

肾小球滤过率：通常情况下，健康的成年男性的肾小球滤过率约为每分钟120毫升，女性略低一些

40岁以后肾小球滤过率逐年下降

通常情况下，健康的成年男性的肾小球滤过率为 120±15 毫升 / 分，女性低 10%。肾小球滤过率还与年龄有关，新生儿的肾脏还没有发育成熟，肾小球滤过率约为成年人的一半，到 2 岁时增加至成年人水平，并一直稳定至 40 岁，40 岁以后随着年龄的增长，肾小球滤过率逐渐下降，每年下降约 1 毫升 / 分。

肌酐在正常范围内也要估算肾小球滤过率

肾脏具有强大的代偿功能，在肾损害早期可无任何症状，当肾脏滤过功能损失一半时，血肌酐和尿素氮水平才会显示升高。因此，在检查肾功能时，千万不能看肌酐水平在正常范围内就麻痹大意，最好查看一下肾小球滤过率的结果。肾小球滤过率是对慢性肾病进行诊断、分期、治疗和预后判断的最主要指标。

肾小球滤过率判定慢性肾病分期更精准

目前，慢性肾病依据肾小球滤过率的不同可分为5期，越往后病情越重，不同的慢性肾病分期对应不同的治疗策略。此外，很多药物都通过肾脏排泄，需要根据肾小球滤过率调整剂量。不仅是慢性肾病，在发生急性肾损伤时，肾小球滤过率也是判断肾损伤程度的标准之一。

慢性肾病不同分期及其肾小球滤过率

分期	肾脏损害	肾小球滤过率（毫升/分）
1	肾脏损害伴肾小球滤过率正常或升高	≥90
2	肾脏损害伴肾小球滤过率轻度降低	60~89
3	肾小球滤过率中度降低	30~59
4	肾小球滤过率严重降低	15~29
5	肾衰竭	<15

肾穿刺：诊断肾脏疾病的黄金标准

有些患者会被建议再做一个肾穿刺进一步检测病情，但很多患者会下意识地拒绝这个建议。有的人觉得"尿液检查就这么一点不正常，还需要挨一针，纯属小题大做"，有的人会觉得"根据现有的检查报告，已经确诊患了肾炎，为什么还要痛苦地被穿刺一下呢"，还有些人只是单纯地被"穿刺"二字吓坏了，怕穿刺会伤肾。

规范的肾穿刺对人体伤害很小

肾穿刺是由肾脏专科医师在B超的引导下，用细小的穿刺针经过皮肤刺入肾脏，取出一条或两小条肾组织，经过处理后在显微镜下进行观察诊断，一般1周左右出报告。不论是尿液检查、血液检查，还是B超、CT等影像检查，都是间接手段，而肾穿刺则可以将肾组织的细节直接呈现在显微镜下，便于获取第一手资料。肾穿刺虽然是一项有创性检查，但只要专业医生操作规范，对肾脏和身体的伤害是很小的，具体要不要做肾穿刺，听从医生的建议就好。

肾穿刺后应多喝水促进排尿

为了确保肾穿刺的顺利、安全进行，减少术后出血风险，医生会在操作之前做充分仔细的评估。患者可以先自行练习憋气，以便更好地配合穿刺操作。

肾穿刺结束后，患者需要保持腰部绝对制动6小时，若无并发症出现，在卧床24小时后可以下床活动。术后鼓励多饮水促进排尿，并且观察尿液颜色。肾穿刺结束后的2周之内，需要避免剧烈运动和搬运重物等明显增加腹压的活动。

有些患者因为术后卧床的原因会感到腰部酸痛和腹胀，这些症状可以在恢复下床活动后很快缓解。少数患者可能会出现血尿，不必惊慌，多加休息并进行对症处理，血尿可在术后几天之内缓解。

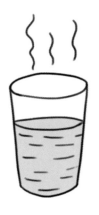

1.由肾脏专科医生在实时B超的引导下，消毒和局部麻醉穿刺部位后，用一根细小的穿刺针依次穿过皮肤和皮下组织到达肾脏。

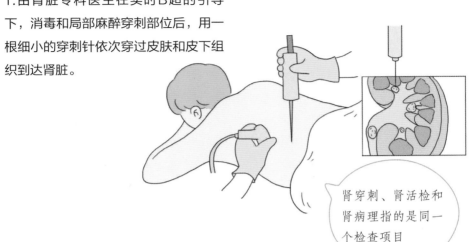

肾穿刺、肾活检和肾病理指的是同一个检查项目

2.取出一条或两小条肾组织。

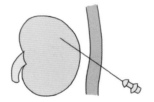

3.病理检查。

取出的肾组织一般总长1~2厘米，直径1.5毫米左右

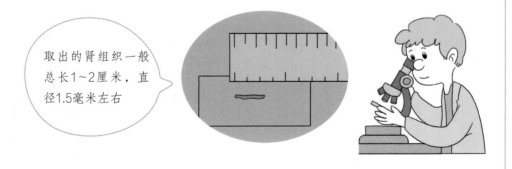

肾穿刺的过程

第五章

清淡饮食
更护肾

饮食一定要控制：低盐低脂低蛋白

慢性肾病通常被称作"沉默的杀手"，而饮食与肾脏疾病的发病率、进展密切相关。科学的饮食指导和管理是慢性肾病管理的关键环节之一，大多数患者可以通过改变饮食来减轻肾脏疾病的症状，延缓病程。

低盐：每天摄入不超过3克盐

对于患者来说，摄入太多盐不仅会使血压升高，还会导致体内水钠潴留，增加肾脏负担，进而加重肾脏疾病病情。所以慢性肾脏疾病患者的饮食一定要低盐，要做到量化用盐。各期慢性肾脏疾病患者每天钠的摄入量应低于2 000毫克。每5克食盐中就含2 000毫克钠，建议慢性肾脏疾病患者每天食盐摄入量不超过3克。另外，还要少吃加工食品，购买包装食品前应注意看包装上标注的营养成分表。

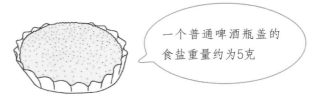

一个普通啤酒瓶盖的食盐重量约为5克

低脂：禁食肥肉、动物内脏等高脂食物

肾病综合征或慢性肾功能衰竭患者容易出现脂肪代谢紊乱的现象，继而引发高脂血症。因此，慢性肾脏疾病患者要控制脂肪的摄入量，建议多摄入富含不饱和脂肪酸和低胆固醇的食物。禁止食用肥肉、动物内脏、动物皮、蟹黄和奶油等高脂食物。

低蛋白：摄入少量优质蛋白质

对肾脏已经有问题的人来说，每吃一顿高蛋白膳食，就会加重肾脏的工作负担。而有慢性肾病、处于透析前期的患者，饮食上可以摄入含少量优质蛋白质的食物，如鱼、牛瘦肉等，这有助于延缓病程，推迟进入透析的时间。另外，任何民间流传的补肾偏方，无论是食物还是保健品，都没有逆转肾功能衰退的效力。不如减少蛋白质的摄入量，减轻肾脏工作负担。

保证摄入优质蛋白质

排泄蛋白质代谢产物是肾脏承担的艰巨任务。蛋白质摄入越多，体内的毒素就越多，肾脏的工作负荷就越大。所以，肾脏疾病患者尤其是肾脏排泄功能下降者需要低蛋白饮食，目的是通过控制饮食来减少体内毒素的产生。

优选动物蛋白

肉、蛋、奶都是动物性食物，富含优质蛋白质、脂类、脂溶性维生素、B族维生素和矿物质等，是日常平衡膳食的重要组成。这些食物蛋白质含量普遍较高，对于需要限制蛋白质摄入量的慢性肾病患者来说，每天如何选择适量的肉蛋奶类食物尤为重要。

植物性食物除豆类和坚果外，蛋白质含量都相对较低，米面制品中蛋白质含量约占8%，大部分蔬菜、水果的蛋白质含量不超过2%，淀粉类食物和植物油中几乎不含蛋白质。植物蛋白质普遍质量不高，含必需氨基酸种类不全、比例不佳，并非优质蛋白，在人体内利用率低，产生的代谢产物多，会增加肾脏负担，所以建议优选动物蛋白。

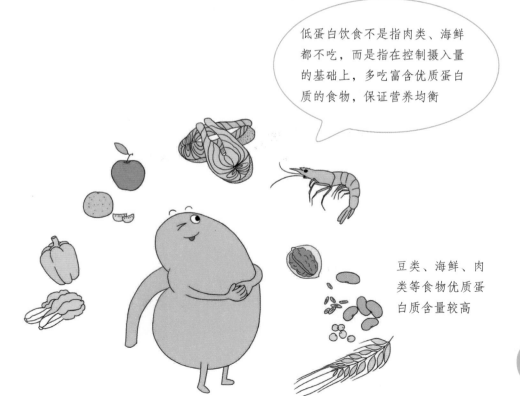

低蛋白饮食不是指肉类、海鲜都不吃，而是指在控制摄入量的基础上，多吃富含优质蛋白质的食物，保证营养均衡

豆类、海鲜、肉类等食物优质蛋白质含量较高

选择乳制品的注意事项

乳糖不耐受（喝奶有腹泻、肛门排气等症状）的人，可首选酸奶或低乳糖奶产品等。或是少量多次饮用，每次200毫升即可。与其他谷类食物同食，可大大减轻肠鸣、嗳气和腹泻等症状。对牛奶蛋白过敏的人，应避免食用牛奶。

与液态奶相比，酸奶、奶酪、奶粉风味不同，蛋白质含量也不同，可以搭配食用，保证饮食多样性。

乳饮料不是奶，购买时应注意食品标签，不要弄错了。

不同乳制品的蛋白质含量互换表

食物名称	质量（克）
鲜牛奶	100.0
酸奶	100.0
奶粉	12.5
奶酪	10.0

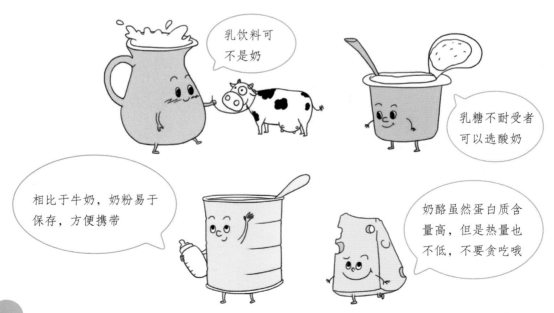

乳饮料可不是奶

乳糖不耐受者可以选酸奶

相比于牛奶，奶粉易于保存，方便携带

奶酪虽然蛋白质含量高，但是热量也不低，不要贪吃哦

常见食物优质蛋白质含量表

食物	分量（克）	优质蛋白质含量（克）
鸡蛋	60.0	7.0
牛奶	250.0	7.0
猪肉	50.0	7.0
豆类食物	25.0	7.0

注：以上数据来源于《中国食物成分表（2019）》

常见食物非优质蛋白质含量表

食物	分量（克）	非优质蛋白质含量（克）
米饭	50.0	4.0
蔬菜	250.0	4.0
水果	200.0	1.0
坚果	20.0	4.0

注：以上数据来源于《中国食物成分表（2019）》

含50克蛋白质的推荐餐单

方案	主食类	肉类、蛋类、豆制品类	牛奶或豆浆	蔬菜类	水果类
方案一	稻米150克 馒头70克 藕粉50克	鸡胸肉50克 鲫鱼75克 豆腐干35克	牛奶230毫升	青菜150克 茄子200克 花菜150克	苹果200克
方案二	挂面60克 花卷140克 山药200克	猪瘦肉50克 虾75克 鸡蛋60克	豆浆400毫升	白菜150克 番茄200克 西蓝花150克	樱桃150克

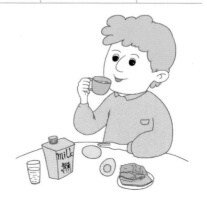

肾功能情况不同，蛋白质日需求量不同

肾功能情况	每天每千克体重所需蛋白质的量（克）
肾功能正常	0.8~1.0
肾功能不全且尚未透析	0.6~0.8
已进行血透或腹透	1.0~1.2

慢性肾病1~2期患者无须限制蛋白质摄入

1~2期慢性肾病患者可以和正常成年人一样把肉、蛋、奶当作膳食组成的必需品，建议每天选择水产类40~75克、畜禽肉类40~75克、蛋类40~50克和液态奶300毫升。

慢性肾病3~5期且没有进行透析治疗的患者需低蛋白饮食

为了满足优质低蛋白质饮食的需要，每天可以选择液态奶230毫升、肉蛋类50~150克（根据每个人的营养评估结果有所不同）作为膳食组成的一部分。但需要注意的是，超重或肥胖者液态奶最好选择饮用脱脂奶或低脂奶，肉蛋类优先选择水产品和去皮禽类，畜肉类吃瘦肉即可。此外，每天吃一个鸡蛋不会提升血清胆固醇水平，血磷水平正常的患者也可以吃蛋黄。

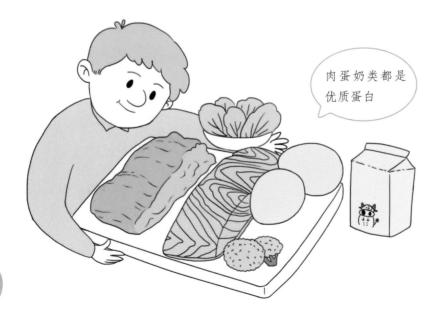

肉蛋奶类都是优质蛋白

假如某人体重为60千克，肾功能正常，每天可以摄入48~60克蛋白质，即每天可吃下如下分量的食物。

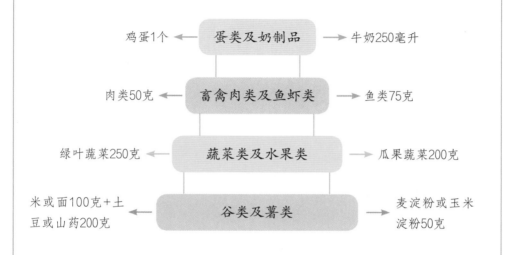

如果此人血肌酐已开始升高，则每天蛋白质的摄入量应控制在36克以内，即每天可吃下如下分量的食物。

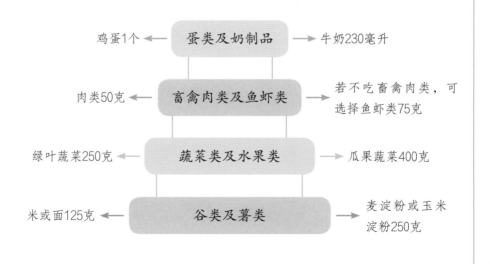

低钾低磷低嘌呤，该怎么遵循

钾、磷、尿酸的高低影响着神经与肌肉的正常运动。肾功能衰退易导致人体内钾、磷失衡，嘌呤代谢异常，血尿酸增高等，易引发高钾血症、血清磷浓度超标、高尿酸血症等问题。而低钾低磷低嘌呤的饮食能很好地帮助肾脏疾病患者预防这类问题的发生。

检测血清钾水平，避免高钾血症

钾有维持人体内水、电解质平衡，调节人体渗透压，加强肌肉兴奋性和心跳规律性等生理功能。对于慢性肾病患者来说，目前没有明确的每日钾推荐摄入量，但是患者需监测自己的血清钾水平，以避免引发严重的高钾血症。尤其是慢性肾病3期及以后的患者，膳食中钾的含量要根据血钾检查结果及时进行调整。

根据尿量多少调整钾盐的摄入量

当出现少尿或无尿的情况，或者体内出现组织高分解的状况时，应限制钾盐摄入，膳食中钾的含量应低于1560~2340毫克/升，以防发生高钾血症。若肾脏储钾能力差或排尿量较大、需用利尿剂时，应选食含钾丰富的食物，膳食中钾的含量应超过3120毫克/（升·天），以防出现低钾血症。

减少食物中钾含量的方法

根据钾含量的高低，日常饮食应选择每100克钾含量250毫克以下的食物。

钾易溶于水，烹饪前可以先将食物放在水中浸泡，水煮去汤也能减少食物中钾的含量。如南瓜、芋头可以洗净并切开，用足够的水冲洗，沥干水分后烹饪；绿叶蔬菜可洗净并焯水后再烹饪；菌菇类浸泡半小时后再烹饪；面条烹煮后尽量不要食用面汤。

食物中的钾多集中在谷物的皮、果皮、种子和动物的肌肉中。因此可以多食用粗粮，水果去皮食用，像苹果和梨还可以快速蒸煮后食用。肉类则通过焯水达到去钾、去磷的目的。

浓郁的蔬菜汤、果汁、肉汤中含有较多的钾，建议少喝。

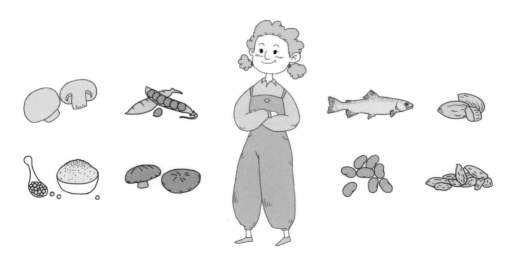

常见食物每100克可食用部分中钾的含量

食物名称	钾含量(毫克)	食物名称	钾含量(毫克)	食物名称	钾含量(毫克)
口蘑	3106.0	豌豆	823.0	虾米	550.0
甲级龙井	2812.0	绿豆	787.0	甜菜叶	547.0
黄豆粉	1890.0	杏干	783.0	豆腐皮	536.0
花茶	1643.0	豆浆粉	771.0	眉豆	525.0
小麦胚粉	1523.0	木薯	764.0	枣（干）	524.0
大豆	1503.0	海带（干）	761.0	百合	510.0
黑豆	1377.0	木耳（干）	757.0	腰果	503.0
桂圆（干）	1348.0	杏仁	746.0	松子仁	502.0
蘑菇（干）	1225.0	豇豆	737.0	豇豆（紫）	500.0
芸豆（红）	1215.0	鳟鱼（虹鳟）	688.0	胡萝卜缨（红）	493.0
蚕豆	1117.0	榛子（炒）	686.0	毛豆	478.0
土豆粉	1075.0	南瓜子（炒）	672.0	椰子	475.0
奶油	1064.0	虾皮	617.0	香菇（干）	464.0
绿豆面	1055.0	密云小枣	612.0	洋姜	458.0
葡萄干	995.0	金针菜（黄花菜）	610.0	栗子（鲜）	442.0
麸皮	862.0	牛油果	599.0	大蒜（紫皮）	437.0
赤小豆（红小豆）	860.0	花生仁（生）	587.0	菱角（老）	437.0
莲子（干）	846.0	葵花子（生）	562.0		

注：以上数据来源于《中国食物成分表（2002）》和《中国食物成分表（2004）》

每天磷摄入量小于800毫克

当肾小球滤过率大于每分钟60毫升时，血磷水平开始升高，由此可能会引起高磷血症，从而加重肾脏负荷，这也是造成继发性甲状旁腺功能亢进的主要原因。而慢性肾衰竭患者甲状旁腺激素升高可引起骨磷释放增加，加重高磷血症，形成恶性循环。因此，慢性肾病3期及以后的患者应实行低磷饮食，每天磷摄入量小于800毫克。

低蛋白饮食能减少磷的摄入量

磷广泛存在于动植物体内。磷的摄入量与蛋白质的摄入量密切相关，低蛋白饮食可在无形中限制磷的摄入。若低磷饮食，应慎选动物肝脏、坚果类、干豆类和各种含磷的加工食品。各种肉类、瓜果、蔬菜建议水煮后倒掉汤再食用。若血磷水平仍升高，可按照医生要求服用碳酸钙剂。注意，此类药物服用时应咬碎，可以和食物一起咀嚼充分混匀，以更好地发挥降磷功效。

不同种类食物中磷含量较高的食材

种类	食材
谷类	莲子、薏仁、糙米、全麦制品、小麦胚芽、芝麻
干豆类	红豆、绿豆、黑豆
坚果类	杏仁、开心果、腰果、核桃、花生、瓜子
乳制品	酸奶、发酵乳、乳酪、优酪乳
内脏类	猪肝、猪心、鸡胗
其他	酵母粉、汽水、可可粉、鸡蛋黄、鱼卵、肉松

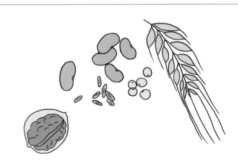

急性痛风患者每天嘌呤摄入量应不超过150毫克

痛风是长期嘌呤代谢异常，血尿酸增高引起的组织损伤。在正常饮食的情况下，两次非同日空腹血尿酸水平，男性大于420毫摩/升，女性大于360毫摩/升，即可诊断为高尿酸血症。无症状性高尿酸血症往往是痛风病程中的隐匿阶段。

正常人每天饮食中嘌呤的摄入量为600~1 000毫克，急性痛风患者则应该控制在每天150毫克以内，避免食用动物内脏、贝类和龙虾等带甲壳的海产品及浓肉汤、肉汁等。急性痛风发作、药物控制不佳或慢性痛风石性关节炎患者，还应禁饮各种含酒精饮料（尤其是啤酒和白酒）及含糖饮料。

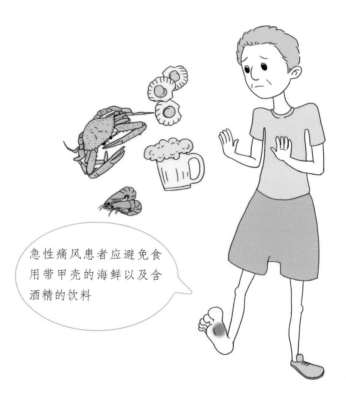

急性痛风患者应避免食用带甲壳的海鲜以及含酒精的饮料

长期严格限制嘌呤摄入易造成营养不良

由于外源性嘌呤约占体内尿酸的20%，内源性嘌呤约占体内尿酸的80%，所以单纯限制饮食中嘌呤摄入量对治疗高尿酸血症的作用有限。加上很多痛风患者对低嘌呤饮食的认识存在一定的误区，过度限制动物性蛋白质的摄入，长期下来容易造成营养不良。因此，目前并不提倡长期严格限制嘌呤摄入，而是鼓励建立合理的饮食习惯及良好的生活方式，控制能量及营养素供能比例，维持健康体重，配合规律的降尿酸药物治疗，定期监测随诊。

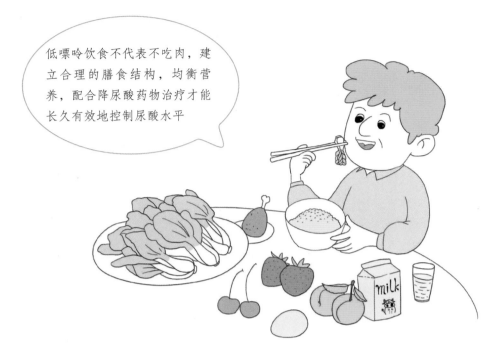

低嘌呤饮食不代表不吃肉，建立合理的膳食结构，均衡营养，配合降尿酸药物治疗才能长久有效地控制尿酸水平

控制食物总量来限制嘌呤

对于高尿酸血症患者来说，与其掌握食物嘌呤含量，不如控制食物总量，尤其是超重或肥胖的患者，需要进行体重管理；将体重控制在正常值并维持下去。

富含植物嘌呤的蔬菜与痛风发病率升高无相关性，不必过分限制。多吃新鲜蔬菜，每天至少摄入500克蔬菜，可以用煮、焯的方法将蔬菜里的嘌呤在烹饪前先去除一部分。

全天食物中动物蛋白的来源优选鸡蛋、牛奶和家禽，限制畜肉和海鲜，不喝浓肉汤，包括鸡汤、鱼汤、排骨汤等。每日保证摄入乳类300毫升、鸡蛋1个。

限制含较多果糖和蔗糖的食品，包括含糖类饮料及果汁。每天保证摄入至少2 000毫升的水，包括白开水、矿泉水、淡茶水等。

注意选择果糖含量较低的新鲜水果，如樱桃、李子、葡萄、草莓、杨桃、椰子等。

常见动物性食物的嘌呤含量

食物名称	嘌呤含量（毫克／千克）	食物名称	嘌呤含量（毫克／千克）
鸭肝	3979.0	河蟹	1470.0
鹅肝	3769.0	猪肉（后臀尖）	1378.4
鸡肝	3170.0	草鱼	1344.4
猪肝	2752.1	牛肉干	1274.0
牛肝	2506.0	黄花鱼	1242.6
羊肝	2278.0	驴肉加工制品	1174.0
鸡胸肉	2079.7	羊肉	1090.9
扇贝	1934.4	肥瘦牛肉	1047.0
基围虾	1874.0	猪肉松	762.5

注：以上数据来源于《高尿酸血症与痛风患者膳食指导（2017）》

常见植物性食物的嘌呤含量

食物名称	嘌呤含量（毫克／千克）	食物名称	嘌呤含量（毫克／千克）
紫菜（干）	4153.4	豆浆	631.7
大豆	2181.9	南瓜子	607.6
绿豆	1957.8	糯米	503.8
榛蘑（干）	1859.7	山核桃	404.4
猴头菇（干）	1776.6	普通大米	346.7
豆粉	1674.9	香米	343.7
黑木耳（干）	1662.1	大葱	306.5
腐竹	1598.7	四季豆	232.5
豆皮	1572.8	小米	200.6
红小豆	1564.5	甘薯	186.2
红芸豆	1263.7	红萝卜	132.3
内酯豆腐	1001.1	菠萝	114.8
花生	854.8	白萝卜	109.8
腰果	713.4	木薯	104.5
豆腐块	683.3	柚子	83.7
水豆腐	675.7	橘子	41.3

注：以上数据来源于《高尿酸血症与痛风患者膳食指导（2017）》

忌口不能以偏概全

中国自古就有药食同源之说。"忌口"是服用中药时的一项重要原则，这是因为某些食物可能会阻碍药物吸收、改变药性或导致其他病变。现代医学也认为，合理的饮食有助于药物发挥疗效，而饮食不当不仅可能影响药物疗效，还可能危害患者的健康，甚至危及生命。

饮食禁忌是必要的，但不能以偏概全，很多慢性肾病患者严格"忌口"，怕加重肾脏负担，荤菜不吃、豆制品不吃、水果不吃。事实上，慢性肾病患者如果长期采用以素为主的饮食，虽然能够将食物中的总蛋白量控制在较低水平，但是蛋白质的利用率并不高，容易导致营养不良、机体抵抗力降低，反而不利于病情控制。

优质蛋白质的补充与人体的免疫功能关系重大。而血钾水平正常的情况下，刻意限制蔬菜、水果的摄入又会减少维生素、微量元素和膳食纤维的摄入，还会引起便秘。因此，肾脏疾病患者应尽量做到食物选择多样化，根据疾病进展情况，在符合营养治疗原则的前提下，定量选择自己喜欢吃的食物，有条件的话也可由专业营养师制订个人饮食方案。

生物的本能让人类对食物有着发自内心的热爱，一顿美味的饭菜往往能让患者从沮丧和疲劳中解脱出来，所以"忌口"也要有科学的策略和方法，肾脏疾病患者要学会制订饮食计划，护肾路漫漫，需要好心态！

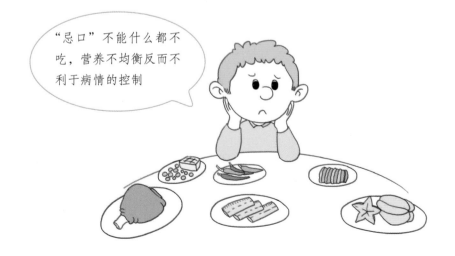

"忌口"不能什么都不吃，营养不均衡反而不利于病情的控制

不要等口渴了才喝水

人体内2/3都是水，一般人不能超过4天不喝水。人主要从食物和饮料中获得水，少量水分来源于物质代谢产生的水。人体排水主要通过肾脏、皮肤、肺和胃肠道等器官组织。

每天需喝1500毫升水

一般来说，人体每24小时会通过尿液排出大约1500毫升水、皮肤蒸发750毫升水、呼吸损失400毫升水、通过粪便排出150毫升水，所以人体每天会流失大约2800毫升水。但人每天也不用喝2800毫升水。因为每天新陈代谢过程中会产生300毫升水，正常情况下三餐的食物会提供大约1000毫升水，也就是说，其实每天只需确保有1500毫升饮水量即可。

慢性肾病患者可根据尿量来控制饮水量

正常的成年人每日排尿量为500~4000毫升。对于慢性肾病患者来说，当肾脏能力减退，尿量成倍增加时，应增加液体摄入量以防止脱水；反之，若存在水肿、少尿或无尿等情况时，应限制液体摄入量，否则过多饮水会导致水潴留，加重水肿和高血压。

慢性肾病患者无严重心衰、水肿、肺水肿、高血压且尿量正常时，饮水量不必严格限制，每日1500~2000毫升。

若出现少尿（每日排尿量小于400毫升）或合并严重心血管疾病、水肿等时，需适当限制水的摄入量，以维持出入量平衡。

血液透析患者为防止水钠潴留也应严格控制饮水量，包括食物中的水分。

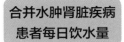

合并水肿肾脏疾病患者每日饮水量 $\approx$ 前一日尿量 + 500毫升（非显性失水）+ 引流、呕吐、腹泻等液量

非显性失水
经肺和皮肤丢失的水分，内生水与非显性失水量共约500毫升

内生水
体内代谢过程中产生的水分

人体每日总液体摄入量

显性失水
呕吐、腹泻或引流所失水量

养成主动喝水的习惯

喝水首选温白开水，主动少量多次喝水，每次50~100毫升。

不要等口渴时才饮水，应养成定时和主动喝水的习惯，建议清晨喝1杯温开水，睡前1~2小时喝1杯水。

少喝饮料，绝大多数饮料添加糖和其他调味剂，容易增加过多能量和糖的摄入。

一天该吃多少水果

新鲜的水果香甜多汁，既是每天健康饮食的重要组成部分，也可当作一种方便又健康的零食。很多慢性肾病患者被告知要少吃水果，尤其是香蕉，甚至是任何黄颜色的水果，这真的合理吗？肾脏功能不全的人该怎么吃水果呢？

少吃钾含量高的水果

水果中矿物质含量在0.4%左右，主要的矿物质是钾，钠含量很低。因此，水果能很好改善膳食中钾钠摄入比例。一般来说，摄入富含钾的食物不会导致钾过多，无须担心钾摄入过多，但慢性肾功能不全（慢性肾病4~5期）和排尿量异常（少尿或无尿）患者往往存在排钾障碍，需要限制摄入含钾高的水果，如牛油果、椰子、枣、沙棘、芭蕉、菠萝蜜、山楂、海棠果、榴莲等。

有些患者误认为黄色的水果钾含量比较高，其实不然，颜色是营养素和植物化学物含量丰富的表现。β-胡萝卜素便是一类广泛存在于黄色、橙色和红色动植物体内的脂溶性色素，是生成维生素A的主要来源。

每天摄入200~250克新鲜水果

科学研究表明，增加水果摄入有助于预防和降低心血管疾病、肺癌和糖尿病等多种慢性病的发病风险。新鲜水果富含的各种维生素、矿物质、膳食纤维和植物化学物是慢性肾病患者每日必需而又极易缺乏的营养素。因此，对于排尿量和血钾均正常的慢性肾病患者来说，水果的摄入没有严格限制，每天可以摄入200~250克新鲜水果。其中钾含量比较低的水果有蓝莓、柚子、梨子、菠萝、李子、草莓、蜜橘等。

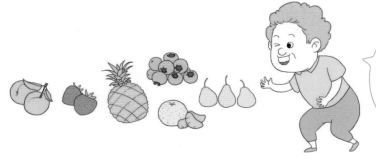

蓝莓、梨子、草莓等水果，钾含量都不高，我可以放心吃

以植物油代替动物油

烹调油是人体必需脂肪酸和维生素E的重要来源，但我国居民烹调油大多摄入量过多。《中国居民膳食指南（2016）》建议，成年人脂肪提供的热量应占总能量的30%以下，应减少烹调油和动物脂肪的用量，正常成年人每天烹调油的推荐摄入量为25~30克。那么慢性肾病患者每天该如何选择烹调油呢？

不同病程的患者摄入不同量的烹调油

慢性肾病患者每日脂肪供能比为25%~35%，其中饱和脂肪酸不超过10%，反式脂肪酸不超过1%，而烹调油是提供人体所需脂肪的主要来源，约占总脂肪摄入的53%。慢性肾病患者如果需要限制蛋白质摄入，可在饮食中增加烹调油摄入以保证充足的热量。

慢性肾病1~2期患者	慢性肾病3~5期患者
无须限制蛋白质的摄入，和正常成年人一样，每天的烹调油用量不超过30克。	如果没有进行透析治疗，每天烹调油用量可略高于普通人，建议为35~50克，具体用量根据实际能量需求来定。

家庭用油，不要只选一个牌子或一个品种，这样很难做到脂肪酸的合理搭配，建议各种油换着吃

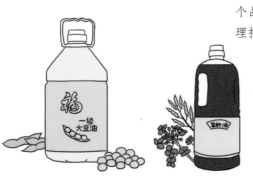
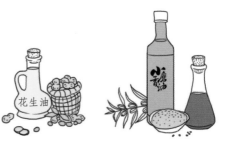

选择植物油作为烹调油

烹调用油主要有植物油和动物油。常见植物油有大豆油、花生油、葵花籽油、菜籽油、芝麻油、玉米油、橄榄油等；常见的动物油有猪油、牛油、羊油、奶油、黄油、鱼油等。过多动物脂肪摄入会提高肥胖的发生率，其中反式脂肪酸会增加心血管疾病的风险。推荐慢性肾病患者选择植物油作为日常主要的烹调用油，植物油中反式脂肪酸含量较少。尽量少食用或不食用富含反式脂肪酸的食品，如蛋糕、人造黄油等。

尽量不要选椰子油和棕榈油

不同植物油，脂肪酸构成不同，各具营养特点。慢性肾病患者应该优先选择富含单不饱和脂肪酸的橄榄油、菜籽油、茶籽油以及含多不饱和脂肪酸的大豆油、玉米油、花生油等。交替使用不同种类的植物油更佳，尽量不食用含有较多饱和脂肪酸的椰子油和棕榈油。

需要注意的是，与动物油相比，植物油的热量并不低，1克花生油或橄榄油所产生的热量和1克猪油或牛油是一样的。植物油食用过多，热量摄入也会增加，久而久之能量过多蓄积导致体重增加，继而加重肾脏负担。因此，再好的油也得适量使用。

尽量选富含不饱和脂肪酸的植物油，每日摄入量约35克

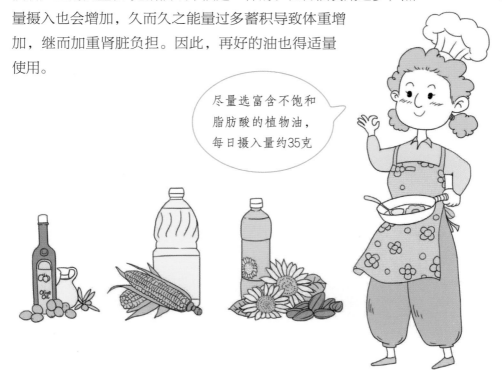

适量吃豆制品及坚果

就像人们误以为糖吃多了会得糖尿病一样，这么多年来，豆制品一直也是肾脏疾病患者饮食的大忌。然而，国家卫生健康委员会发布的《慢性肾脏病患者膳食指导（2017）》明确推荐慢性肾病患者吃大豆。

大豆中的蛋白质也属于优质蛋白质

动物蛋白质量好、利用率高，往往被认为是优质蛋白质的主要来源。植物蛋白利用率相对较低，但是大豆的蛋白质含量高达35%~40%，且大豆氨基酸的组成更接近人体的需求，在营养价值上完全可以与动物蛋白相媲美，因此也属于优质蛋白质。

除了蛋白质含量高外，大豆脂肪含量为15%~20%，消化率高且多为不饱和脂肪酸，不饱和脂肪酸可以降低动脉硬化的发生率。此外，大豆还含有丰富的钙、钾和维生素E等营养元素。

成年人每天可吃25克大豆

优先选择非发酵的豆制品，如豆浆、豆腐、豆腐干、豆腐丝、豆腐脑、豆腐皮等。成年人平均每天可以摄入25克左右的大豆（约含7克蛋白质）。发酵豆制品，如豆腐乳、豆豉、豆瓣酱等，钠含量较高，不推荐肾脏疾病患者食用。

不同豆制品的蛋白质交换量

大豆 20克	=	北豆腐 60克	=	南豆腐 110克	=	内酯豆腐 120克	=	豆干 45克	=	豆浆 360~380 毫升

慢性肾病患者吃豆制品要遵循医嘱

每100克大豆中钾含量为1503毫克，比蚕豆、胡萝卜干、土豆、猪肝等高，因此，慢性肾功能不全且血钾高的患者不推荐长期食用大豆。慢性肾病患者可以放心吃大豆及豆制品，但不等于放开吃，毕竟慢性肾病患者每天蛋白质的摄入量是要控制的，具体怎么吃应听从医生的建议。

适当食用坚果有助于预防心血管疾病

坚果可以作为零食，用于休息时间补充营养，也可以作为烹饪辅料，烹调入菜，比如西芹腰果、腰果虾仁等。坚果还可以和大豆、杂粮等一起做成五谷杂粮粥，和主食搭配食用，是膳食的有益补充。坚果虽然热量高，但是富含脂类和多不饱和脂肪酸、蛋白质、矿物质、维生素E和B族维生素。研究表明，适量食用坚果有助于预防心血管疾病。

油脂类坚果优于淀粉类坚果

按照脂肪含量的不同，坚果可以分为油脂类坚果和淀粉类坚果。从营养素含量角度来看，坚果中钾、镁、锌、铜等元素含量特别高，在未经炒制之前，钠含量普遍较低，富含脂肪的油脂类坚果优于淀粉类坚果。

油脂类坚果富含油脂，如核桃、榛子、杏仁、扁桃仁（巴旦木）、开心果、松子、香榧、腰果、夏威夷果、巴西坚果、碧根果、花生、葵花籽、西瓜子、南瓜子等。

淀粉类坚果淀粉含量高而脂肪含量较低，如栗子、银杏、莲子、芡实等。

不同病程的慢性肾病患者摄入不同量的坚果

慢性肾病1~2期且血钾、血磷和体重均正常的患者

可以和正常成年人一样每天选择10克坚果作为餐间零食，平均每周50~70克，相当于每天吃带壳葵花籽20~25克，或花生15~20克，或核桃2~3个，或板栗4~5个。坚果脂肪含量高，摄入过多易导致能量摄入过剩，需相应减少一日三餐的总能量摄入，建议首选原味坚果。

慢性肾病3~5期的患者

因为病情需要限制含磷高的食物，所以应慎选坚果类。

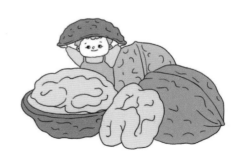

以形补形不可取，动物肾脏要少吃

俗话说"以形补形，吃什么补什么"，比如吃腰子补肾、吃红枣补血、喝骨头汤补钙、吃核桃补脑等。这一理论最早来源于中医的食疗法，即用动物脏器来调补身体。现代医学认为，不论吃了什么，食物最终都会被消化系统分解成简单的化学物质，如葡萄糖、氨基酸、微量元素等，才能够被人体吸收利用。"以形补形"的说法往往是简单的类比和推论，没有什么科学依据。

肾脏的嘌呤和胆固醇含量高

肾脏的主要营养成分是蛋白质、维生素以及微量元素，如每100克猪肾含脂肪约为8.1克，其脂肪含量和瘦猪肉差不多，但嘌呤含量为239毫克，胆固醇含量为392毫克，这些对于需要控制嘌呤和胆固醇摄入的慢性肾病患者来说并不友好。而且内脏的重金属残留量略高于肌肉，会影响肾脏健康。况且慢性肾病患者本身排毒能力下降，吃腰子显然不补腰子，甚至可能加重肾脏负担。说到底，食物终究是食物，没有一种食物能够替代药物，均衡的饮食才是健康生活的基础。

建议每月食用动物内脏2次或3次

动物内脏一直是中国人餐桌上必不可少的美味，但内脏脂肪含量高、胆固醇含量高、重金属含量超标等食品安全问题一直引发争议。常见的动物内脏食物有肝、肾、心和血，这类食物富含蛋白质、脂肪、脂溶性维生素、B族维生素、铁、锌和硒等，健康的成年人适量摄入动物内脏可以弥补日常膳食的不足，《中国居民膳食指南（2016）》建议：每人每月食用动物内脏2次或3次，每次约25克。因此，在确保食材本身新鲜卫生的前提下，采用合适的加工方法并控制食用量，偶尔想吃动物内脏的时候可以一饱口福。

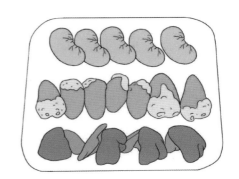

第六章 过度运动伤肾

科学运动帮助康复

很多人对肾脏疾病还有着"需要静养"的传统观念。患者的确需要休息，但休息不代表卧床不动，科学有效的锻炼可以使康复之路更加顺畅，而且科学运动给肾病康复带来的好处是药物或者透析治疗无法替代的。

延缓慢性肾病的进展

适当、科学的运动不仅不会导致肾功能受损，反而对肾脏有保护作用，可提高患者的肾小球滤过率，延缓慢性肾病的进展，减少尿蛋白。

预防代谢问题导致的肾脏损害

肥胖、高血糖、高血脂是导致继发性肾损害的重要原因，运动配合饮食，可以减轻体重，降低血糖、血脂，预防因代谢问题所致的肾脏损害。

防止肾脏疾病复发

很多肾脏疾病复发的诱因就是感冒、过敏这类不经意的小毛病。而加强锻炼、增强体质能有效防止肾脏疾病复发。

减少发生心血管并发症的风险

运动能够有效提高患者的心肺功能，尤其是中、高强度的有氧运动还能调节钙磷代谢、降低血压、改善血管僵硬度、改善心率变异性，从而降低慢性肾病患者发生心血管并发症的风险。

改善患者的营养状况

运动不仅能够使慢性肾病患者的肌肉含量和肌力增加，还可以很好地改善患者的营养状况，避免出现"皮包骨头"的情况。

改善患者的心理状态

运动能改善慢性肾病患者抑郁或焦虑的情绪，减轻躯体疼痛，增强自主神经调节功能，改善慢性肾病相关的认知障碍。

运动能提高透析效能

透析患者虽然身体较为虚弱，但是运动并非禁忌。相反，运动可以促进尿素、肌酐、钾等尿毒症毒素从组织中转移出去，从而增加这些物质在循环中的浓度，有助于提高透析效能。如透析侧手臂的握拳运动有利于血液透析前形成血管通路。

肾脏疾病患者如何把握运动量

慢性肾病患者由于疾病本身以及治疗过程中药物的影响，肌肉、骨骼、肌腱等组织和结构可能会出现异常。久病静养者常常会有慢性疼痛、营养不良、贫血、运动功能减退以及易疲劳的情况，为了保证患者在运动中的安全和使患者更好获益，首先需要把握好运动量。

康复运动前进行运动负荷试验

对于慢性肾病患者来说，套用"最大心率（220-年龄）×（60%~75%）"的公式来推算运动强度并不安全。因为每个人的病情、基础体能、日常活动量和心率情况存在很大差异。因此建议在开始运动康复前，到专业的医疗或康复运动机构，在医护人员的监督下进行运动负荷试验，监测摄氧量、脉氧、血压、心率等，完成主观疲劳感觉评分。

根据自身情况制订运动方案

目前没有依据慢性肾病的不同分期或治疗方案来推荐不同运动方案的做法，各期慢性肾病患者可依据运动的类型、频率、强度和时间来制订运动方案，根据自身情况进行个体化调整。

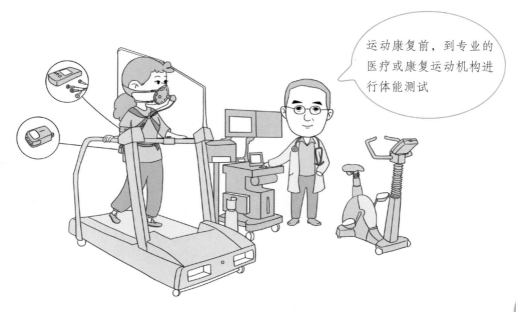

运动康复前，到专业的医疗或康复运动机构进行体能测试

慢性肾病患者基础活动量的运动处方建议

基础活动量	频率	强度	时间	类型
基本不活动的患者	3~5次／周	RPE3~6（0~10总分范围）	20~30分钟／天	步行3 000~3 500步
偶尔活动一次的患者	3~5次／周	RPE3~6（0~10总分范围）	30~60分钟／天	步行3 000~4 000步
每天少量活动的患者	3~5次／周	RPE6~8（0~10总分范围）	30~90分钟／天	步行3 000~4 000步，目标5 400~7 900步，每周总计超过150分钟中等强度活动

注：RPE为柏格感觉度量表，是用以监测运动强度是否适当的方法

能够完成上述基础活动量的患者，可逐渐加大运动强度，以下运动推荐可供参考。

慢性肾病患者运动康复处方

处方内容	有氧运动	抗阻运动	柔韧性／灵活性训练
频率	起始2次／周，以后加至3~5次／周	起始每周非连续的两天，可加至3次／周	5次／周
强度	起始做感觉有些累的有氧运动，逐渐增加强度至感觉很累	涉及8~12个大肌群，10~15次60%~70%IRM	柔韧性训练时保持肌肉轻微紧张的姿势10~30秒，建议将时间逐渐延长至30~60秒
类型	体操、步行、骑车、游泳及其他	沙袋、弹力带或拮抗自身重力	太极拳、瑜伽、八段锦等
时间	20~60分钟	每组抗阻运动动作10~15个，起始2组，以后增至3~5组。每组动作间休息2~3分钟	10~20分钟

注：IRM指的是一个人对某个特定动作完整执行一次所能负荷的最大重量

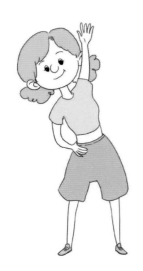
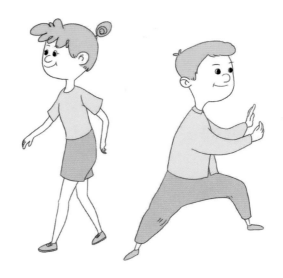

拉伸、散步、打太极拳等，都是有助于
慢性肾病患者康复的运动

每4~6个月进行体能评估

运动一定要注意循序渐进，体能差的人
不要一下子太累，以不疲劳为宜。可以佩戴
运动手环等设备来监测实时心率。或者可以
在一次尽力运动后，次日进行一次全面的体
检，观察血压、尿液、血肌酐、肌酸等指标
是否有变化。若上述指标保持稳定，说明运
动量合适。

规律地持续运动一段时间后（4~6个
月）需要再次进行体能和疾病状态的评估，
根据情况逐渐增加运动量，并持之以恒。

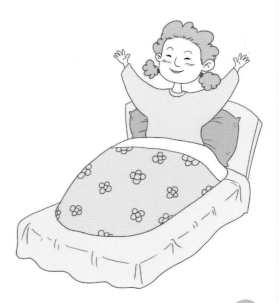

简单来说，运动完第二天起床时，感觉
身心愉快、畅通清爽，而非越动越累、疲惫
不堪，即为合适的运动量。

盲目剧烈运动不可取

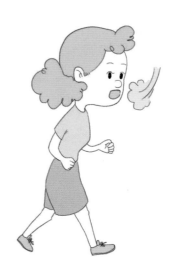

随着全民健身风潮的兴起，越来越多的人投入健身运动，这本是一件好事。但有很多健身者，尤其是运动新手，盲目"挑战极限"，认为剧烈的运动能快速燃脂增肌，于是刚开始运动就一鼓作气地深蹲几十个甚至上百个，然后因为剧烈的肌肉疼痛和酱油色的尿液被送入急诊室。运动健身讲究科学、适度，不科学、高强度的运动弊大于利。

剧烈运动会对肾脏造成损害

不仅是深蹲，马拉松、长时间徒步、剧烈的竞技运动等也会造成运动性急性肾损伤。主要症状为血尿、蛋白尿、电解质紊乱、急性肾功能不全等。大部分情况下这些症状在1~3天内将得到恢复，但严重者会引起全身多脏器衰竭。有研究发现，在马拉松比赛后，高达40%的选手发生了急性肾损伤。

剧烈运动可减少肾脏血流灌注、增加氧化应激、诱导肾细胞凋亡，对于慢性肾病患者来说，剧烈运动对肾脏的损害更加显著。

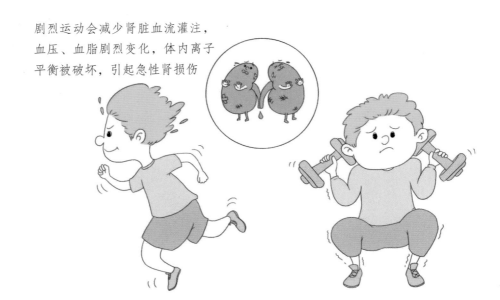

剧烈运动会减少肾脏血流灌注，血压、血脂剧烈变化，体内离子平衡被破坏，引起急性肾损伤

剧烈运动抑制免疫力

有些人在努力锻炼一段时间后，发现自己的抵抗力还不如每天静坐、不运动的同事，这很有可能是因为运动量太大所致。研究表明，中等强度的运动可提高机体免疫力，降低患感染性疾病的风险，而高强度运动反而对免疫功能有抑制作用，即"运动性免疫抑制"。

身体不适时停止剧烈运动

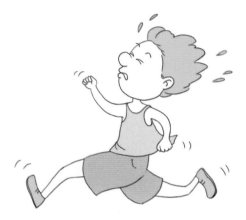

剧烈运动可加重原本就存在的先天性心脏疾病，诱发致死性心律失常或心肌缺血。有些人身体不舒服仍坚持剧烈运动，这样很可能会诱发心肌炎。高血压患者更不能剧烈运动，要小心脑血管意外的发生。

运动要量力而行

运动强度要量力而行，剧烈运动可能会导致视网膜脱落，尤其是高度近视的人群。剧烈运动时身体疲劳，如果超过机体承受范围，更容易导致肌肉拉伤、韧带撕裂，甚至引起关节软骨磨损、骨折等运动损伤，实在得不偿失。

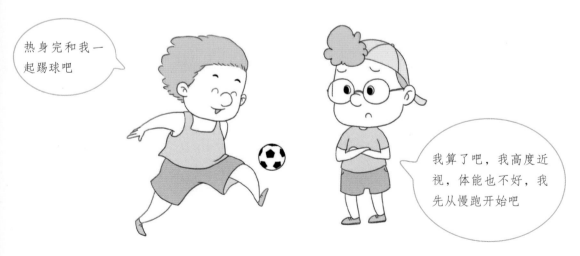

总之，运动强身必须循序渐进地推进，让自己的身体渐入佳境，切不可想着一步登天。

肾衰竭患者运动要谨慎

肾衰竭患者由于肾功能不全以及多种并发症（如心血管钙化、骨营养不良、心功能不全、贫血等）的影响，更需要谨慎对待运动健身。

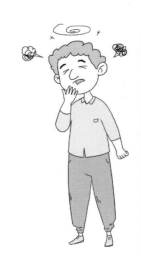

运动前一定要做身体机能评估

为了保证运动的安全性，一定要做身体机能评估。建议找专业医生对自己进行全面评估，评估项目包括年龄、性别、所患肾脏疾病的病因和分期、并发症情况、是否已进入透析阶段、日常活动量、基础运动水平等。

如果出现以下情况，需要先治疗相关疾病，待病情好转后再进行运动康复。

血压异常，血压大于180/110毫米汞柱或小于90/60毫米汞柱。	有严重的心力衰竭、心律失常、不稳定性心绞痛等心肺异常，能感到胸闷、胸痛、心悸等不适。	有感冒、严重水肿、骨关节疼痛或其他不适。

运动时需要有人陪伴

在运动过程中要密切观察自身状态，可配戴穿戴式运动监测设备，如运动手环、心率带、多功能测控运动手表等，随时掌握运动过程中心率及血氧饱和度的变化。建议从低强度训练开始，逐渐达到中等强度的运动水平。运动时最好有人陪伴，如果出现胸闷、头晕、无力等不舒服的情况，需要立即停止运动，视情况休息或就诊。运动一段时间后，及时进行体能评估，决定是否加大运动强度。

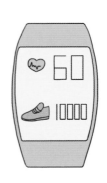

肾衰竭患者不适合做无氧运动

在运动方式的选择上，肾衰竭患者不适合做无氧运动。因为无氧阶段运动强度较大，易使血压和心率攀升、心肺功能难以代偿，还会造成乳酸堆积，增加肾衰竭患者乳酸性酸中毒和电解质紊乱的风险。

建议做一些舒缓的有氧运动，如慢跑、骑自行车、广场舞、太极拳、散步等。室外锻炼要注意环境安全，有雨雪、雾霾、高温、寒冷等情况就不要出门锻炼了，可以在家做舒缓的瑜伽。

透析患者还需要注意对透析通路的保护，防止管路滑脱或被污染。血液透析患者应注意内瘘侧手不能太过用力。

运动时还需要注意对饮水量的把控，补水量不够会导致肾灌注减少，加重肾损伤；但饮水过多，也会加重肾脏负担，所以饮水量最好视运动中出汗、呼吸和排尿量的情况而定。

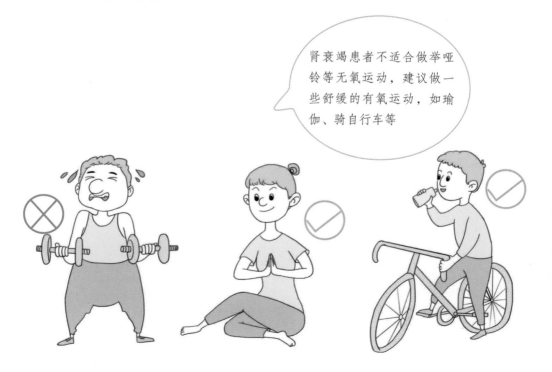

肾衰竭患者不适合做举哑铃等无氧运动，建议做一些舒缓的有氧运动，如瑜伽、骑自行车等

93

肾脏疾病患者如何运动减肥

对于肾脏疾病患者来说，减肥和运动是治疗方案的重要组成部分。但很多人坚持了一段时间的快走或慢跑后发现减肥效果并不显著，积极性受到严重打击，就放弃了。为了达到最佳的减脂效果，在运动方式和强度的选择上都要有所注意，不定下目标的"佛系减肥"只能是低效率的自我安慰。

运动强度不能太低

要想减脂效率高，强度最好不要太低。衡量运动强度的方法有很多，最准确直接的是看摄氧量，这需要专门的仪器测量，比较繁琐。不妨用心率和主观疲劳度来估算运动强度。

运动强度	最大心率的百分比	主观感觉
极低强度	<35%	很轻松
低强度	35%~59%	轻松
中等强度	60%~79%	有点吃力
高强度	80%~89%	吃力
超高强度	≥90%	非常吃力

注：最大心率＝220－年龄

中等强度的持续有氧运动燃脂效率高

持续有氧和高强度间歇运动（简称"HIIT"）是目前比较流行的两种减脂运动形式。像快走、跑步、骑自行车、游泳、椭圆机、健身操等，都属于持续有氧运动，比较简单，易上手。做持续有氧运动时，人体主要由脂肪供能，运动强度越高，脂肪供能的比例越低。通常认为，在65%最大摄氧量即中等运动强度时，消耗脂肪效率最高。

每天花15分钟进行HIIT训练

HIIT即高强度间歇运动，需要符合高强度和间歇性这两个特点，也就是短时间高强度运动一会儿，再低强度运动一会儿，循环完成几个周期。比如全速蹬自行车8秒、放慢速度蹬自行车12秒为一组，根据个人体能重复20~40组，每天只要抽出不到15分钟的时间就能完成。

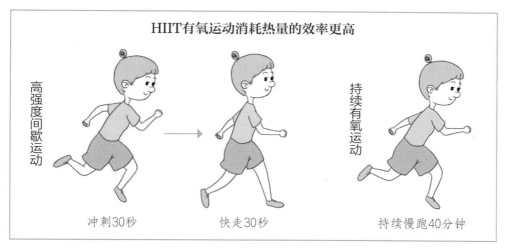

HIIT有氧运动消耗热量的效率更高

高强度间歇运动 　　持续有氧运动

冲刺30秒　　　快走30秒　　　持续慢跑40分钟

相比持续有氧运动，HIIT不仅在运动中消耗热量的效率更高，而且减脂效果非常好，可以持续到运动结束后24~48小时。但是因为运动时心率变化更大，所以与持续有氧运动相比安全性低一些。另外，适当的抗阻运动也是必不可少的，有助于提高肌肉含量，从而提高基础代谢率。

久坐会抵消日常运动消耗的热量

除了以上的训练方法外，还有个需要注意的点就是：不要久坐！如果每天除了专门的运动时间外，大部分时间还是坐着不动，那么不仅减脂速度缓慢，而且锻炼也不能完全抵消久坐的危害。

有个叫作"非运动活动产热"的概念，是指除了睡觉、吃饭和运动外，日常活动中所消耗的能量。研究认为，尽可能地增加生活中零零碎碎的活动量，每天能多消耗300~400千卡的热量，比单纯运动耗能更容易实现。

减脂是一个涉及生活方式改变的长期过程，科学运动配合饮食，不要节食，增加日常活动量，才能顺利减脂不反弹。

快走是最简单的养肾运动

运动保健没有想象中那么难，很多简单的运动只要坚持做下来就能给肾脏带来一定的益处。快走是最简便易行的锻炼方式，适用于大多数刚开始运动的肾脏疾病患者，而且快走不需要特殊的场地和器械，每日饭后和通勤来回的路上都可以走上一段。

建议每天快走6000步

对大多数人来说，快走属于中低强度的有氧运动，比较安全，而且也能够起到锻炼心肺功能的作用。快走还能提高免疫力，预防多种癌症，改善糖代谢和脂质代谢，增强腿部肌肉，延缓下肢关节衰老。除了这些好处之外，快走能起到降低肾结石的风险。因为运动强度不算太剧烈，一般也不会诱发或加重痛风，适合高尿酸患者。《中国居民膳食指南（2016）》推荐每周进行中等强度运动5~7次，每天半个小时以上，每天6000步是比较合适的运动量。

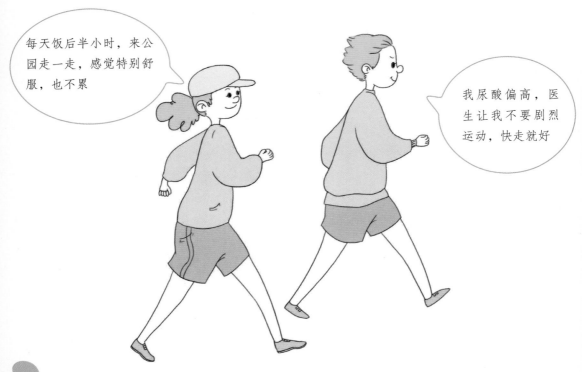

每天饭后半小时，来公园走一走，感觉特别舒服，也不累

我尿酸偏高，医生让我不要剧烈运动，快走就好

快走时的正确姿势

肩、背: 肩膀放松，抬头挺胸，缩下巴

手臂: 不要背着双手或将手插兜，手肘弯曲，双臂主动前后稍大幅度摆动

手: 手掌放松、呈环状相对

躯干: 保持直立，保证重心在身体中部，收紧腹部和臀部核心肌群，不要像跑步那样前倾身体

迈步: 双脚交替前进，以臀部和大腿带动下肢活动，而不是用小腿拖着走。脚跟先着地，避免重心落在小腿肚上；再有意识地将着力点转移至前脚掌，以脚趾用力蹬离地面。过程中注意脚尖始终指向正前方，不要内八字或者外八字，步长50~60厘米

腹式呼吸的方法

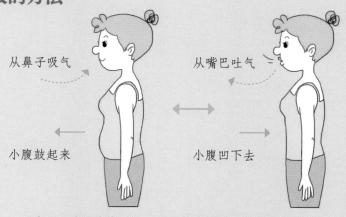

从鼻子吸气

从嘴巴吐气

小腹鼓起来

小腹凹下去

呼吸:采用腹式呼吸，呼吸慢而深，配合走路节奏，用鼻子吸气、嘴巴呼气

　　运动贵在坚持，切忌三天打鱼两天晒网。当快走运动已经不能满足自身的运动需求时，可以逐渐提高运动强度。

每天2万步很伤肾

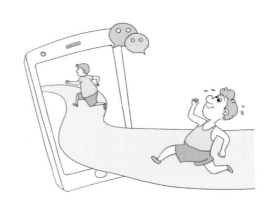

有段时间，朋友间攀比每日步数多少成了一种风潮，日行1万步甚至2万步的朋友比比皆是。但凡事过犹不及，运动也是如此。

可能导致行军性血红蛋白尿

研究显示，步行的确有益健康，可以有效降低死亡风险。并且每天行走越多，死亡风险就越低，直到每日步数达7500步时，死亡风险降至稳定状态，再增加步数，也不会使死亡风险下降。

有一种比较少见的疾病叫作行军性血红蛋白尿，典型症状是在长距离走路、行军或赛跑后发生短时间的血管内溶血和血红蛋白尿，有时伴有腰痛。患者大多都很健康，不少是士兵或运动员。此病是由于足底表面毛细血管内的红细胞在行走时受到长时间强烈的撞击和挤压而发生破碎所致。一般多休息、多饮水后病症就可好转，但是有再次运动后复发的可能，特别严重者可造成急性肾功能衰竭。

对下肢关节压力很大

每日几万步的行走对下肢关节造成的压力很大，容易造成髋关节、膝关节和足趾关节的磨损，导致关节滑膜炎甚至双膝半月板的损伤，关节疼痛时外用或口服的止痛药物也有可能对肾脏造成损伤。将每日大量的时间、精力耗费在性价比不高甚至可能有损健康的低效运动上，实在是得不偿失。

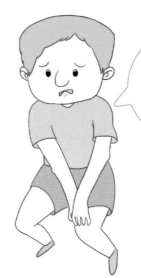

每天走2万步以上，不仅易造成膝关节损伤，也会增加心脏的压力

第七章

规律生活，
给肾减压

尽可能不感冒

感冒的诸多症状如鼻塞、流鼻涕、打喷嚏、咽痛、发热、咳嗽等不仅是很多种肾炎的诱因，更是疾病加剧或恶化的导火索！

感冒可能会诱发肾炎

当感冒时，细菌或病毒入侵人体，机体识别这些外来异物，启动免疫系统产生相应的抗体，并与外来抗原相结合，形成免疫复合物，这一过程虽然可以清除外来抗原，但形成的免疫复合物随着血液循环仍可以到达肾脏，它们就像导火索一样，沉积在肾脏后激发连锁的炎症反应，误伤肾脏，进而引起肾炎，具体表现为感冒数天至数周后，出现血尿、蛋白尿、水肿、高血压等情况。

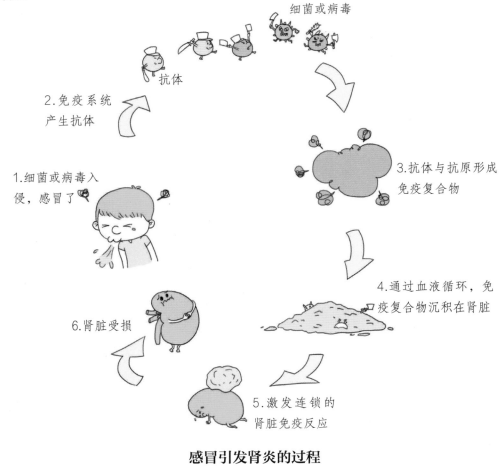

感冒引发肾炎的过程

感冒引起的肾炎多发于儿童和青少年

常见的感冒一般会引起两种肾炎。一为急性肾小球肾炎，多见于β-溶血性链球菌"致肾炎菌株"感染，多见于男童，一般在感染1~3周后出现血尿、蛋白尿、水肿和高血压，绝大多数患者1~4周内病情可自行缓解。二为IgA肾病，一般在上呼吸道感染1~3天后突发肉眼可见的血尿，多见于青少年男性，病情会反复。

注意个人卫生，预防感冒

首先要注意个人卫生，勤洗手；其次适当运动，增强自身抵抗力，预防感冒。避免去人群密集、空气不流通的公共场所，防止交叉感染。一旦感冒，切忌乱服感冒药，应及时就医，及时治疗，服用对肾脏损害较小的药物。

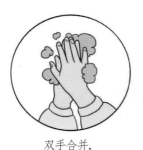

双手合并，
掌心对掌心搓揉

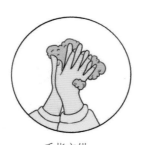

手指交错，
掌心对掌心搓擦

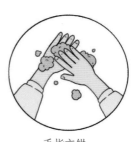

手指交错，
掌心对手背搓擦

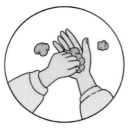

指关节在掌中转动，
两手互换

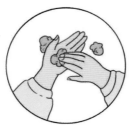

指尖揉搓掌心，
两手互换

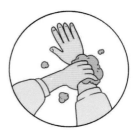

握住手腕揉搓，
两手互换

正确洗手方式

扁桃体发炎也会"连累"肾脏

扁桃体是人体的门卫，守护在消化道和呼吸道的入口处，专职抵御外源性异物、细菌、病毒等有毒物质，被称为"人体的第一道防线"。当机体抵抗力下降、防御机能减弱时，扁桃体就会遭受细菌的攻击而发炎。扁桃体发炎除了出现红肿、疼痛、化脓等症状外，还会产生大量的炎症因子，引发全身炎症反应。

扁桃体发炎引起的肾炎多发于学龄期儿童

扁桃体受攻击后会释放很多炎性产物，它们在毒灭病菌的同时也容易引起肾脏炎症性损害。此类肾炎通常发于学龄期儿童，成年人很少发作，一般会出现不同程度的少尿、水肿、高血压及肉眼血尿等儿童不常见的症状。

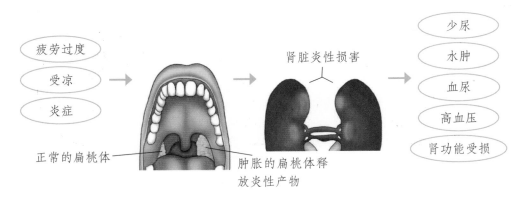

扁桃体与肾脏损害的关系

年轻人扁桃体发炎易诱发IgA肾病

扁桃体与肾脏另一个关联密切的疾病是IgA肾病，多发于年轻人，具体表现为咽痛伴或不伴发热、一过性肉眼血尿、剧烈腰痛，即三联症。发热消退1周内肉眼血尿可自行消失。扁桃体感染后释放的大量免疫球蛋白A还会长期停留在肾组织中，引起其他慢性炎症反应。

正因为扁桃体与肾脏有着千丝万缕的内在联系，故慢性肾病患者要注意预防急慢性扁桃体炎症。一旦发作，必须在最短的时间将其控制。

憋尿很伤肾

憋尿看似是件小事，实际上对人体泌尿系统生理功能的影响很大。千万不能忽视憋尿的危害，要在工作中合理安排如厕的时间。

引起尿路感染

正常人尿道口周围都有细菌寄居，由于排尿时尿液的冲刷作用，一般情况下不会引起尿路感染。但憋尿时，有细菌的尿液不能及时排出，很容易引起尿路感染。部分顽固的细菌还会沿着输尿管逆行到肾脏，引起症状更严重的肾盂肾炎。若反复发作，会引起肾脏变形，最终影响肾功能。

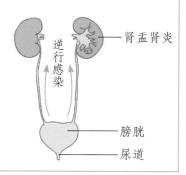

损伤膀胱功能

膀胱就像一个皮囊，相当于贮存器，暂时存放尿液，习惯性憋尿会撑大膀胱，使膀胱逼尿肌张力减弱，导致尿液无法排净，形成"尿潴留"。

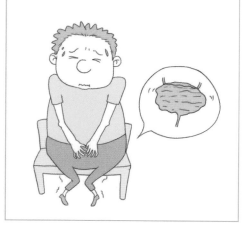

诱发排尿性晕厥

憋尿时膀胱处于扩张状态，张力较大，排尿时压力瞬间减少，可能会导致心脏、大脑供血不足，诱发排尿性晕厥，主要表现为在排尿时因意识短暂丧失而突然晕倒。

尿液返流

正常情况下，受膀胱输尿管瓣膜的控制，膀胱内的尿液不会反流到输尿管。而长期憋尿会造成膀胱输尿管瓣膜功能受损，这个阀门遭到破坏，尿液就会由膀胱返流至输尿管，甚至返流至肾脏内，引起一系列症状。

家务活以感觉不到累为宜

导致慢性肾病加重的原因有很多，劳累是较常见的诱因之一。很多慢性肾病患者都很困惑，自己还能不能像健康人那样做家务呢？做了家务，感到劳累、腰酸背痛，往往会担心病情加重。其实，只要没有禁忌证，所有慢性肾病患者都可以做一些力所能及的家务，如洗衣服、做饭、打扫卫生、遛狗等。适当的家务劳动还可以有效对抗焦虑，帮助患者获得认同感，对心理健康十分有益。

但前提是所做家务活是力所能及的！一旦觉得疲劳不适，应立即停下来休息，不要逞强。有以下情况者不宜过度劳累：未控制的高血压、活动性出血、急性感冒及其他炎症发作期、严重贫血、心功能不全、骨折等。

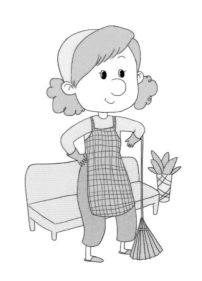

肾病患者也可以拥有"性"福

很多人把男性肾功能和性功能混为一谈，将性功能问题推给了"肾虚"，鼓吹通过"补肾"来提高性生活的质量。其实性生活的质量与肾功能好坏没有关系，肾脏疾病患者无须恐惧性生活，有性生活需求恰恰说明身体状况及心理状态基本正常。从运动量上看，一般性行为的运动负荷仅类似于普通的快走，病情稳定的肾脏疾病患者只要能胜任饭后快走这项运动，就无须禁欲，完全可以保持正常频率的性生活。

总之，任何事情均应把握好度。只要性生活后第二天精神饱满就好，如果第二天感到很疲劳，就说明性生活过度，须注意"节欲"。

病情控制后可恢复工作

一般来说，慢性肾病患者病情稳定后完全可以工作。生病并不是一件丢人的事情，即便得了肾脏疾病，只要找到合适的工作，也可以像健康人一样工作。不过患过肾病的人生活要规律，切忌"超负荷"工作，注意合理膳食，适量运动，戒酒戒烟，不熬夜、保证每天8小时睡眠，保持好心情，对病情的控制非常重要。

熬夜不光熬脑子，也熬肾

有谚语道："白天吃头猪，不如晚上打个呼。"而医学界也有说法："12点前不睡觉是'不要脸'，凌晨3点前不睡觉是'不要命'。"

人体活动受生物钟影响

人体活动大多随昼夜节律变化，这是人类进化过程中形成的固有节奏，它与地球自转所形成的24小时周期是相适应的。所以，人体脏器的生理功能与外环境周期性变化（光照的强弱和气温的高低）同步，诸如体温、脉搏、血压、耗氧量、激素的分泌水平等均存在昼夜节律变化。人类这种近似时钟的生物内在节律被称为"生物钟"。

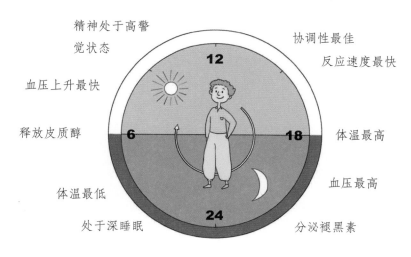

人体生物钟的特点

生物钟紊乱影响代谢

生物钟又称为生理钟，它是人体内一种无形的"钟"，具有提示时间、提示事件、维持状态和禁止功能。虽然它无固定结构，但医学上将其分为中枢生物钟及外周生物钟两个类型，外周生物钟位于和代谢相关的器官，如肝脏、脂肪组织、肌肉组织、心脏和肾脏中，受到环境因素（主要是光照）的调控。

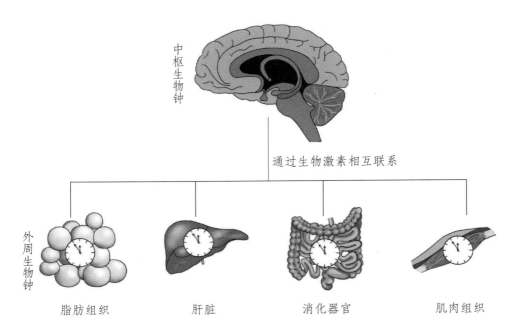

中枢生物钟

通过生物激素相互联系

外周生物钟

脂肪组织　　　　　肝脏　　　　消化器官　　　　肌肉组织

中枢生物钟与外枢生物钟的相互关系

中枢生物钟与外周生物钟的部分联系大都受内分泌激素所介导，诸如胰腺分泌的调节糖代谢的胰岛素、胰高血糖素，脂肪组织分泌的调节脂肪代谢的脂联素、瘦素，以及胃部分泌的脑肠肽等。这些激素的分泌有着非常显著的昼夜节律，通常白天分泌量很高，夜间较低，以保证白天可促进食物的代谢。

如果一个人夜间活动增加，比如夜班、加班、夜间进食、有睡眠障碍等，身体受昼夜节律的影响无法提供足够的内分泌激素参与代谢，夜间摄入的食物就会因无法及时处置而储存起来，长此以往就会导致各种脂肪及糖类代谢相关的疾病，如肥胖、糖尿病及心血管疾病等。

长期熬夜增加患抑郁症的风险

长期熬夜不但伤身，还伤神。许多有熬夜习惯的患者有长期合并睡眠障碍，甚至出现神经衰弱等问题。这是因为人的交感神经一般是夜间休息白天兴奋，熬夜时交感神经在夜晚保持兴奋，到了白天就会出现这些症状。熬夜久了还可能增加患抑郁症的风险。对肾脏疾病患者来说，长期治疗和疾病带来的压力容易诱发心理和精神问题，如果再熬夜，无异于雪上加霜。

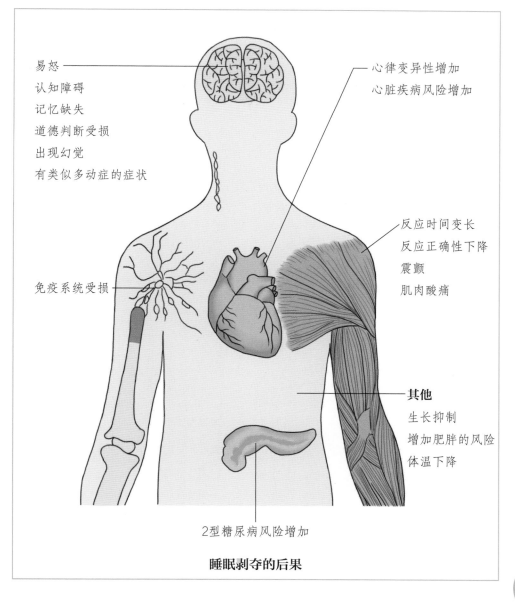

易怒
认知障碍
记忆缺失
道德判断受损
出现幻觉
有类似多动症的症状

心律变异性增加
心脏疾病风险增加

反应时间变长
反应正确性下降
震颤
肌肉酸痛

免疫系统受损

其他
生长抑制
增加肥胖的风险
体温下降

2型糖尿病风险增加

睡眠剥夺的后果

管理好体重就是给肾脏减负

肥胖人群的肾脏较正常人要清除更多的代谢产物，负担更重。肾脏长期"过劳"将直接导致慢性肾病迅速进展到尿毒症。庆幸的是，从超重到肥胖的全过程都可以干预，不论是合理膳食、运动，还是医学干预，只要远离肥胖，就能保护肾脏。

身体质量指数（BMI）维持在24以下

身体质量指数（BMI）是评价肥胖最常用的指标，身体质量指数（BMI）=体重（千克）÷〔身高（米）×身高（米）〕，BMI≥24为超重，BMI≥28为肥胖。

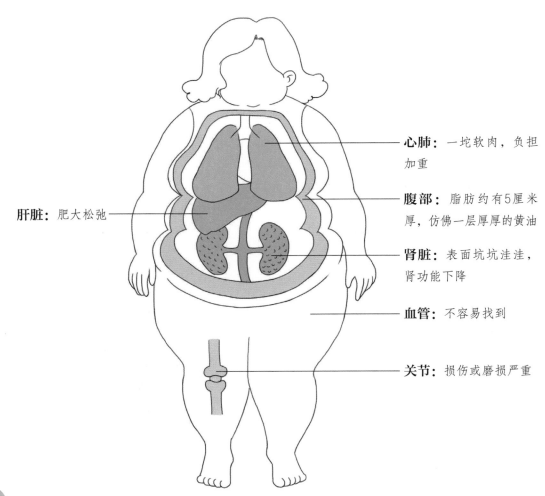

肝脏：肥大松弛

心肺：一坨软肉，负担加重

腹部：脂肪约有5厘米厚，仿佛一层厚厚的黄油

肾脏：表面坑坑洼洼，肾功能下降

血管：不容易找到

关节：损伤或磨损严重

肥胖人群的器官特点

管住嘴，迈开腿，给肾减压

科学饮食，低糖、低脂、优质蛋白饮食，保持膳食结构平衡，具体来说就是口味清淡，戒烟限酒，不暴饮暴食增加肾脏负担。

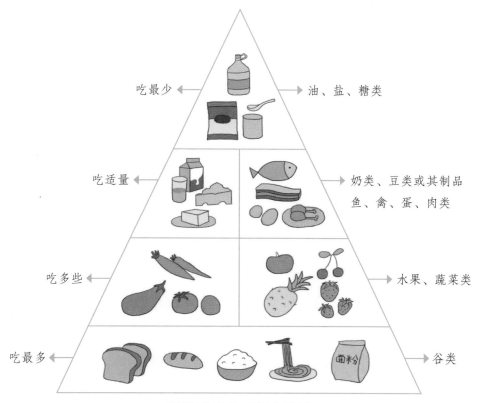

吃最少 → 油、盐、糖类

吃适量 → 奶类、豆类或其制品 鱼、禽、蛋、肉类

吃多些 → 水果、蔬菜类

吃最多 → 谷类

肾脏疾病患者膳食建议

规律运动可以改善肾脏疾病患者的身心健康、身体功能和生活质量。可根据个人情况，量力而行，循序渐进，持之以恒。推荐快走、游泳、慢跑等运动。

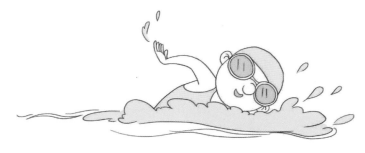

季节不同，护肾方法有差异

肾脏是人体重要的器官，维持着人体的血压、造血功能以及水、盐和酸碱平衡。因此在平时就应该注意保护肾脏，而不同的季节，护肾重点不同。

春季出门最好戴口罩

春季万物复苏，过敏高发，很多人会出现流眼泪、鼻痒、流鼻涕等症状。因为空气或食物中存在多种异源体（花粉、尘螨、昆虫等），它们很可能会导致人体出现过敏现象，由此引发全身性过敏反应，带来免疫炎症损害（皮疹、鼻炎、紫癜等），从而引发肾脏疾病。所以建议易过敏人群在春季戴上口罩，家中勤打扫，常通风换气。

夏季注意防蚊虫

夏季天气炎热，各种昆虫活动频繁，蚊虫叮咬是导致急性肾炎的一大主要原因。蚊虫叮咬初期，只是造成皮肤部位的感染，但是感染原很容易从皮肤进入组织内部，引起人体免疫系统活化，激发炎症，造成肾脏组织继发性的损伤。夏季外出时可以用防蚊喷雾、防蚊手环来防止蚊虫叮咬，夜晚睡觉时可以点燃蚊香或者使用电热驱蚊液。

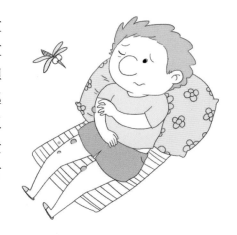

秋冬注意保暖，检测血压变化

人体内的血管也存在着热胀冷缩现象，所以秋冬季节，天气寒冷，气温下降，会导致血管收缩、外周阻力增加，易引起血压升高。此外，冬季进食多、运动少，易引起体重增加，这个时候也会增高血压和血脂。冬季人的血压往往会比夏季高5~10毫米汞柱，有的甚至可以高至20毫米汞柱，这是身体受到外界刺激时产生的一种自然反应。但如果血压长期升高，则需要留意，这可能是心血管系统内的各种危险因素对外界的一种综合反应，会对肾脏造成一定的损害。

第八章

药物治疗，根据病情及时调整

警惕药物对肾的损害

俗话说"是药三分毒"，这话虽有些偏颇，但不无道理。入口的药物全部经过滤后还得在肾小管处进一步浓缩和分泌处理，所以肾脏成为最易受药物伤害的高危器官。

易造成肾损害的常见药物

类型	名称
抗生素	氨基甙类，如丁胺卡那霉素、庆大霉素
造影剂	泛影葡胺
非甾体类抗炎药物	止痛药，如吲哚美辛、扶他林、布洛芬、芬必得、安乃近等。多数感冒药，如康泰克、速效感冒胶囊、感冒通等
中药和中成药	主要是含马兜铃酸成分，如关木通、防己、细辛、厚朴等中药，排石冲剂、安宫牛黄丸、跌打丸、止咳化痰丸等中成药
抗病毒药	阿昔洛韦、阿德福韦

药物性肾损害往往出现在用药后次日或数月不等，可表现为血尿、蛋白尿、排尿量异常、肾小管功能障碍、肾炎综合征、肾病综合征以及急性或慢性肾衰竭等。

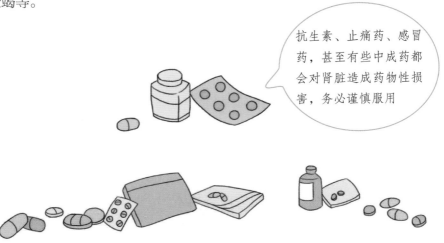

抗生素、止痛药、感冒药，甚至有些中成药都会对肾脏造成药物性损害，务必谨慎服用

肾脏易受损的人群用药须谨慎

用药后并非所有患者都会发生肾损害，实际个体差异很大，与用药的时间、剂量、患者的生理状态以及基础疾病等许多因素有关。以下易感人群服药需提高防范意识。

既往存在肾脏疾病或肾功能不全者：慎用造影剂，避免肾毒性药物，根据肾功能调整剂量。

肾血流量不足或血流灌注不良者以及发热、腹泻呕吐、进食少、使用大量利尿剂者：补液以补充血容量，防止出现低血压，避免使用RAS（肾素-血管紧张素系统）抑制剂类降压药。

高龄肾脏疾病患者：询问医生后得到允许，适当减少用药剂量。

因复杂或慢性疾病同时服用多种药物者：了解药物相互作用，遵医嘱。

对药物性肾损害，预防是关键。易感人群应提高警惕，提高对药物各种不良反应的认识，遵医嘱合理用药，在用药过程中观察自己尿液变化，定期检查肾功能。

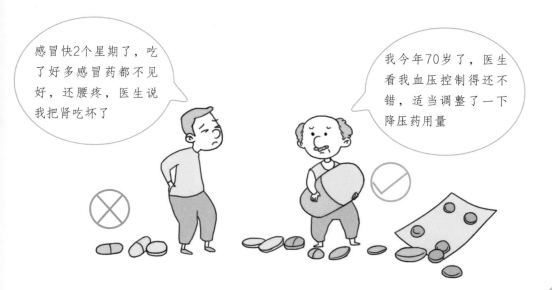

感冒快2个星期了，吃了好多感冒药都不见好，还腰疼，医生说我把肾吃坏了

我今年70岁了，医生看我血压控制得还不错，适当调整了一下降压药用量

中药吃错了更伤肾

在不少人眼中，中药向来是"天然、无毒、无副作用"的代名词，许多人甚至煲汤时也会放些中药材。然而，滥用中药也可能导致肾脏损害。

不要轻信偏方

中药肾损害的常见病理类型为肾小管间质病变，国内文献记载的具有肾损害作用的中药已达近百种，马兜铃酸肾病便是典型代表。在传统中草药中，有十余种植物类药材含有马兜铃酸，如关木通、广防己、青木香、天仙藤、马兜铃、细辛等，这类植物可直接引起肾细胞的坏死或凋亡，肾病患者应避免使用。

很多人可能用过"排石颗粒"这种药，主要用于治疗肾结石和输尿管结石。殊不知，排石颗粒中含有关木通，不可长期、大剂量使用，服用前后都应关注肾功能和尿常规检查。为了肾脏健康，必须到正规大医院去就诊，千万不要轻信偏方、秘方，自己滥用、长期服用中草药。

服药期间定期检查肝脏功能

中药在慢性肾病的治疗中发挥着独特的作用。应到正规的医院请专业医生诊治并开方取药，服药期间定时检查肝肾功能，如出现小便量多、血尿、腰酸、皮疹、发热等不适时，应立即到医院就诊。

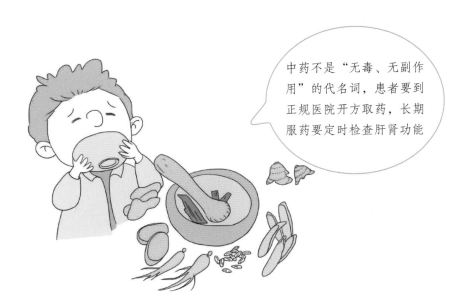

中药不是"无毒、无副作用"的代名词，患者要到正规医院开方取药，长期服药要定时检查肝肾功能

什么情况下使用激素治疗

大多数肾脏疾病是免疫因素引起的肾脏炎症反应，往往会引起蛋白尿、血尿以及肾脏组织增殖、水肿及其他炎症性病变。所以合并大量蛋白尿、血尿的肾脏疾病患者大概率会使用激素来延缓肾脏疾病的进展。

需要使用激素治疗的情况

肾脏病理损害性质

肾活检提示肾组织中炎症严重，有很多炎性细胞增生或肾脏固有细胞有损伤，是使用激素治疗的强烈指征，必要时应联合使用其他免疫抑制剂。

出现大量蛋白尿

如果24小时的尿蛋白定量超过1克，同时合并低蛋白血症，患者严重水肿及少尿，说明肾脏炎症已引起肾小球滤过膜严重病变，即使未进行肾穿刺活检，也可使用激素治疗。

不需要使用激素治疗的情况

轻度蛋白尿

如果24小时尿蛋白定量没有达到1克，或肾穿刺结果提示病变轻微，无明显炎性病变，这种情况一般不用激素，更重要的是避免感染，定期进行肾内科门诊随访。

慢性肾衰竭

如果血肌酐值已经升高，进入了慢性肾衰竭，肾小球的炎症反应往往是慢性病变，此时激素不仅无效，还可能引发严重并发症，反而加重肾功能恶化，因此不用激素。

激素治疗前最好进行活检

激素不是万能的，不是所有肾脏疾病都必须使用激素，建议最好在肾活检明确病理诊断后结合病因、临床特点，由医生决定是否使用，应避免盲目使用，造成不良后果。

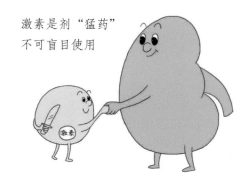

激素是剂"猛药"不可盲目使用

降尿蛋白的同时关注血压

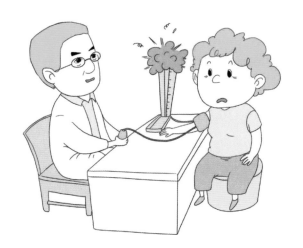

许多肾脏疾病患者会疑惑，明明自己没有高血压，为什么医生总是让自己吃降压药？他们担心吃了会造成低血压

降低血压及减少尿蛋白的排出是阻止肾脏进行性损伤的最主要措施。通常推荐使用降压药——RAS抑制剂，它不仅能减少蛋白尿的发生，还能保护肾脏，阻止肾脏疾病的慢性进展。早期慢性肾病患者不必因担心低血压而拒绝使用。

RAS阻断剂主要能够降低血压、降低尿蛋白、延缓肾损害，但是在使用期间需要及时关注自身血压、肾功能、血清钾等的变化，并注意以下5点事项。

1.测自己的基础血压，如血压正常或偏低，应遵医嘱从小剂量开始或减少服用频次。

3.用药期间注意监测血压，建议收缩压不低于100毫米汞柱，舒张压不低于60毫米汞柱。

2.联合降压时若出现低血压，可询问医生能否停用其他类降压药，只保留RAS阻断剂。

4.水肿患者往往会使用大量利尿剂，需警惕低血压发生。

5.如出现呕吐、腹泻、发热、食欲减退等，往往会伴随低血压，可先停用药物，等病情好转后重新使用。

病情好转后逐步减药或停药

病情好转后，要减药或停药没那么难，主要应考虑病情控制和药效两方面。很多肾脏疾病治疗并不困难，关键是降低复发率。在减药过程中，需掌握好以下五个环节。

1.忌急停药，应慢慢减药

治疗肾脏疾病是否终身服药，关键看病情是否稳定以及肾功能的情况。如果病情长期保持稳定，且肾功能没有恶化，可以考虑停药。但如果病情反复，且已发生肾功能不可逆的损害，此时的治疗除了延缓病情进展外，还需要预防、治疗其他并发症，完全停药不现实。

符合减药或停药条件的患者，减药过程要慢，应在密切复查的前提下逐渐停药。

2.合理使用降压药

治疗慢性肾病的核心是保护肾功能，减轻肾脏的工作负荷。所以很多肾病患者长期服用RAS阻断剂类药物。这类药物在降低全身血压的同时，还可以有效降低肾小球的灌注压，从而达到减少蛋白尿、预防肾小球硬化等作用，所以不建议肾病患者轻易停用此类药物。服用这类药物应把握两点：一是坚持吃药，首选长效制剂，一天一次；二是坚持测量，密切观察血压变化，定期检测尿蛋白变化情况。两点缺一不可。

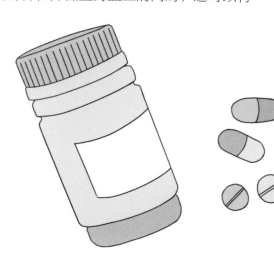

3. 组合药剂调节免疫功能

　　绝大多数肾脏疾病由免疫反应引导产生，所以精准地调控人体免疫功能，减轻肾脏炎症反应是治疗肾病的关键。免疫抑制剂在应用方面有不少经典的组合，较常见的如"激素+免疫抑制剂"。免疫抑制剂的选择应根据作用原理搭配，这样不仅能提高疗效，还可减少药物副作用。具体使用方法可咨询医生。

4. 合理饮食

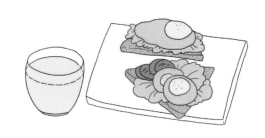

　　科学合理的饮食可以大大提高药物的疗效，减少药物的副作用。所以肾脏疾病治疗过程中要坚持低盐、优质蛋白质饮食原则，并积极补充维生素。

5. 健康管理

　　加强锻炼，增强体质，控制体内代谢因素（肥胖、高脂血症、高尿酸血症）等也会大大提升药物的疗效。

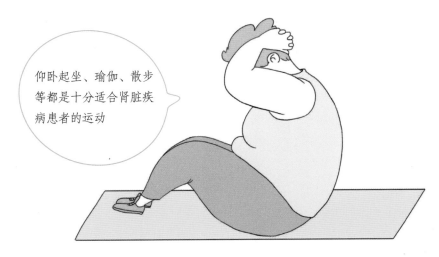

仰卧起坐、瑜伽、散步等都是十分适合肾脏疾病患者的运动

第九章 保持乐观情绪，肾病只是慢性病

情绪失控是病情恶化的根源

　　紧张、担心、恐惧、焦虑、内疚、压抑、愤怒、沮丧……这些情绪不仅带来心理上的变化，也直接影响生理健康。有研究指出，70%以上的人最终会遭受情绪对身体器官的"攻击"，即不良情绪最终会影响身体健康。

很多疾病与情绪有直接关系

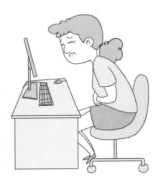

　　据统计，不良情绪导致的疾病目前多达200种。很多疾病的发生都与情绪有关，如经常受批评的人易得关节炎；焦虑和压力过大会影响人的肠胃功能，使人易得胃炎、胃溃疡；长期紧张、担心、恐惧某些事情发生，会导致脱发和溃疡；长时间的怨恨及压抑会导致气血运行不畅，使身体处于缺氧状态，使得毒素增加、堆积；愤怒、痛苦可使人的交感神经极度兴奋、心跳加快、心肌耗氧量大大增加，可能会导致高血压和冠心病。

正视不良情绪，释放压力

　　如果把人体比作一台电脑的话，情绪就相当于软件。软件运行一段时间，肯定都产生垃圾文件，定期给电脑做杀毒清理，便不会让这些垃圾积存，否则导致电脑运行缓慢，操作不灵，甚至系统瘫痪。

　　如果经常有愤怒、压抑或痛苦的情绪，思想负担过重，一定要引起重视，好好分析影响自己心情的原因，释放心中的压力，保持情绪稳定和心态良好，这样才能真正拥有健康生活。

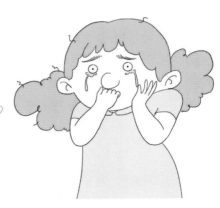

各项化验指标只是反映人体的瞬间状态，与检查时的状态有关，不必盲目纠结于检测结果，从而造成心理负担，不良情绪反而不利于身体健康

面对应激，学会放松

突如其来的疾病会让人不知所措，人一生当中要经历很多这样的应激事件，面对未知，以下三种简单的方法可以帮助调整情绪，让身心放松。

深呼吸，调试心态

紧张的时候，不妨试试深呼吸，深呼吸可以缓和即将爆发的不良情绪。从鼻子吸气，让空气慢慢流经腹部，然后到肋骨，再慢慢地从鼻子呼出，轻轻地说声"放松"，几秒钟的动作就可以令人焕然一新。

规律作息，活力满满

保持良好的作息规律有利于维持充沛的精力，让人随时处于良好精神状态。这些对自身生理平衡和情绪行为有重要的影响。

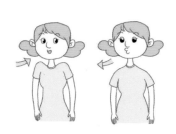

做喜欢的事情，充实生活

学会给自己找事情做，整理兴趣爱好，让自己充实起来。精神的充实会让思维得到转换，焦虑和恐惧等不良情绪就会慢慢消失。通俗地说，其实人就怕"闲"，"闲"的时候各种事情就会找上门。

与其说是解决应激事件，不如说是解决自身的心理障碍，所谓的应激事件呈现的不过是内心最糟糕而又真实的状态，心理状态良好的人，面对突如其来的应激事件会更加从容，而心理素质不好的人，面对应激事件会产生焦虑甚至恐惧的心态。慢性肾病患者尤其要学会放松。

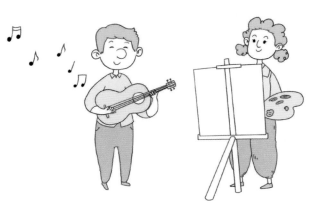

患者的不安全感从何而来

案例一

陈太太，慢性肾病患者，无心脏、脑神经疾病，浅眠多梦，醒来总是头晕、胸闷，总是担心自己将要死去，感到非常恐惧。刚睡醒的时候会全身发抖。

案例二

王先生，慢性肾病患者，血压正常，每次到医院复诊的前一周，都会头晕眼花，甚至头痛到不能正常工作，需要请假休息来缓解不适感。复诊结束的第二天，这些症状就会减轻并慢慢消失，他觉得治疗是无望的。

焦虑是"罪魁祸首"

陈太太和王先生面对的都是心理问题——焦虑，但已经不是普通的焦虑，这主要体现在两个方面。

1. 陈太太和王先生无法控制自己的焦虑感。对每件事，他们都因为对未来感觉迷茫而无助，这种无助感让他们更加焦虑。

2. 焦虑干扰了陈太太和王先生的正常生活，导致陈太太睡眠紊乱，王先生不能正常工作。

慢性肾病需要长时间治疗，不要着急

人们常常会因为一些自己无力改变的事而感到焦虑，这是正常的。而慢性肾病患者，其身体状态并不能像得了感冒一样，短期内治疗就可以痊愈，慢性肾病需要长期坚持治疗。

患者因为太希望自己的检查指标能够快速改善，身体能迅速痊愈，对自己的生活习惯过分控制，对复诊紧张而不安，陷入焦躁中，导致身体出现莫名的症状。这样下去，只会让自己感受到无尽的不安全感。

不要孤立和回避生活

案例三

李先生，身体状况良好，自从得了慢性肾病便不敢出门和见人，害怕别人跟自己说话，上班的时候把自己一个人关在办公室，一个人的时候就会不自主地想到病情可能会恶化，自己在不久的将来会进行透析，一切都让他经常感到不能呼吸。

直面生活，战胜恐惧

战胜恐惧最有效的办法就是直面生活，坦然处理生活中的各种事情，那些孤立自己、逃避生活的做法表面上使人免于惊恐，其实会加重恐惧的心情。

坚持治疗，才会战胜疾病

做一件事情就像乘公交车，沿途风景优美，在车上会遇见很多人，有人下车，也有人上车，最终能到达目的地，但中间却绕了很多弯路，浪费了许多时间。慢性病不容易治愈，想要真正战胜疾病，就必须坚持到底。

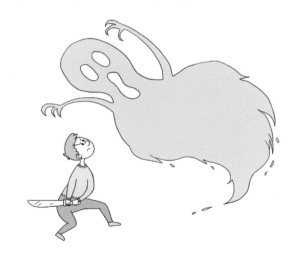

生病前不重视，生病后盲目恐慌是很多肾脏疾病患者的真实写照。了解与疾病相关的知识，手中就有了战胜病魔的剑，也有助于树立信心

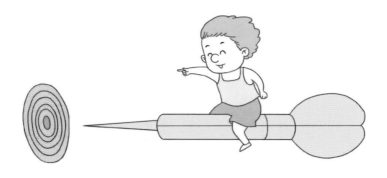

关注病情，配合医生制订治疗目标

治疗肾脏疾病的漫长过程就像出门旅行，根据病情的不同会有长途和短途的区别。正确面对自己的病情，是治疗慢性肾病的基础。

1. 清楚自己的病情，是长途旅行还是短途旅行。根据自己的情况做不同的精神准备。

2. 积极地配合主治医生，根据具体病情制订目标，目标可以是近期目标，也可以是远期目标。近期目标一般是半年或一年，远期目标一般是最终想要达到的结果。

3. 根据目标制订执行计划，计划包括两点，一是主治医生制订的治疗方案，包括治疗方式、用药剂量、具体的生活指导和禁忌，二是给自己制订一个生活计划，合理安排日常生活及工作。

4. 有了目标和执行计划后，考验自己的就是执行力，要严格按照计划执行，朝着自己的目标坚定地走下去。

5. 学会正确处理自己的情绪，漫长的治疗过程中，病情肯定会有起伏，这时候情绪有波动很正常，人可能焦虑，可能沮丧，可能麻痹大意等。情绪会影响病情的发展，所以要有正确处理情绪的能力。如果实在不能控制好情绪，可以向心理咨询师寻求帮助。

头晕、胸闷不一定是疾病造成的

案例四

张太太，慢性肾炎患者，同时患有 I 型糖尿病，总是觉得头疼、胸闷，来来回回肾病诊室很多次，前前后后做了很多检查，没有一项指标显示异常。

对自己不要太过严苛

心理咨询显示，张太太是个对自己要求比较高的人，性格比较强势，又爱操心。本来患糖尿病就已经让她觉得自己不如别人，再诊断出患有慢性肾炎，她觉得自己的健康状况已经糟糕透顶。尽管每天不断地检查自己各种药有没有按规定吃，但是仍出现了头晕、头疼、胸闷的情况。其实胸闷、头疼的症状不是肾脏疾病带给她的，也不是高血压、糖尿病带给她的，而是"心病"带给她的。

慢性病患者由于长期服药，生活及饮食需要限制，常会出现焦虑、惊恐甚至抑郁的心理问题，心理问题如果长期得不到治疗和改善，就会变成心理疾病。

心理有问题不代表精神出了问题

心理问题不同于生理疾病，它会间接改变人的性格、世界观及情绪等。而焦虑症的症状恰恰包括头晕、胸闷，当排除生理疾病的因素后，可考虑是否心理出现了问题。心理疾病不代表精神出了问题，心理疾病有时候如同感冒，及时干预与治疗便会痊愈，但如果拖着不理会，甚至不配合心理干预，病情就会加重。而不好的情绪会影响肾脏疾病的治疗。

自我无法消化负面情绪时，不妨及时找心理医生聊聊

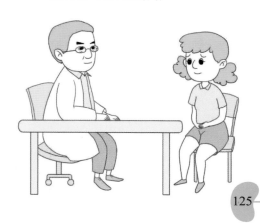

家是温暖的港湾，不要瞒着家人

慢性肾病患者会在治疗过程中会出现诸多心理问题，在这个过程中，家人的关爱是良药，可以减少心理问题的产生。

家人尽量不要表现得过于忧虑

对男性患者来说，女性家属的忧虑会让他们感到紧张。男性可能在心理上不易感觉到这种压力，但这种压力却会在身体上体现出来，比如背疼或头疼，这种现象被称为"躯体化"。一般来说，除丈夫外，许多女性会选择与朋友倾诉，以获得情感上的支持。但男性往往不太好意思和朋友倾诉，妻子便成了他们唯一的情感倾诉出口。所以患者妻子不要表现得过于忧虑，要积极地为丈夫提供情感支持。

家属多和患者聊天交流

家属多和患者交流，有利于理解患者的心理状态。尤其是老年患者，承受身体和心灵的双重折磨，更需要亲人的抚慰。家人可以找时间为他们捶捶肩、和他们聊聊天，让患者感受到亲情的温暖，用陪伴和沟通给予他们情感上的支持。

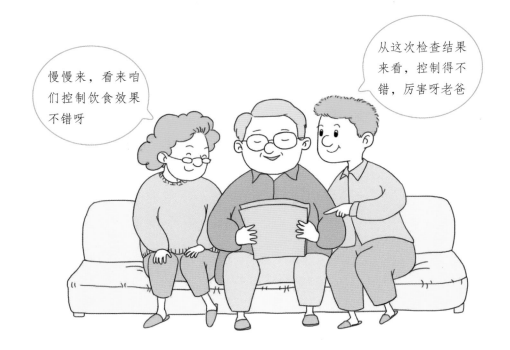

家庭护理要注意的问题

家庭成员之间关系特殊，假如发生了什么问题，比如患者发脾气，不能像对待外人一样，单靠说理来推究原因与责任，而要考虑"情"的一面。要让患者感受到关爱。

关注患者遇到的困难和问题，及时解决和调整。比如疾病引起的体感不适，也会影响患者的心情。

　　治疗肾脏疾病不应只着眼于病情本身，还应关怀患者。有50%以上的患者存在各种身体功能障碍或心理上的问题。因此，对慢性肾病患者的家庭护理显得尤为重要，护理得当可提高其生活质量。具体来讲，心理护理的宗旨是满足患者各种层次的需求，帮助患者从各种压抑的情绪中解脱出来，使患者认识自我存在的价值，创造良好的治疗康复环境。

复查之前平复情绪，不要太紧张

　　"要复查了，要复查了，怎么办？"复查对于慢性肾病患者就像一次考试，很多患者在复查前都异常紧张，生怕"考试"不及格。这种紧张的情绪会影响到检查的指标，还可能引起免疫力下降、心跳加快、血压增高，就像考试时越紧张越考不出好成绩一样。

　　过度紧张以致夜不能寐，这是患者最常见的现象，一周失眠下来，会诱发抵抗力下降。紧张情绪积累过多便会升级为焦虑，以致恶性循环，复查的结果自然不理想。因此复查前情绪放松非常重要。

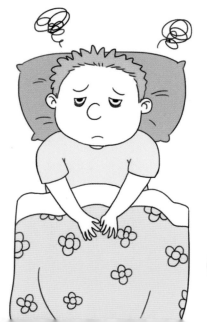

复查情况不理想，寻求医生帮助

人生起起伏伏，考试成绩高高低低，身体状态也是，有的阶段觉得神清气爽，有的时候感觉非常辛苦。在不同的阶段做身体检查，结果会不一样。如果把治疗比作学习的过程，那复查就像阶段性考试，检查数据就像考试成绩，时好时坏，这很正常。

考试没考好，首先应该反思自己在考试过程中忽略了哪些问题。努力了，认真面对了，为什么结果不理想呢？这个时候不应该乱了阵脚，最重要的是去主治医生那里寻求帮助，主治医生会分析这段时间的治疗是否进入瓶颈期，会根据患者情况来调整治疗方案。应该把眼光放远，检查结果只是阶段性的，治疗目标是长期目标，自律和坚持才能获得最后的胜利。

复查情况良好，也不能放纵

考试考了高分也不能骄傲，复查的结果良好，患者也不能放松对自己的要求。慢性肾病的治疗是一个长期的工作，不能因为取得阶段性的胜利而沾沾自喜，该坚持的治疗方案，一定要按照医生的要求进行，该保持的饮食习惯也依然要严格遵守。治疗慢性肾病，除了按照医生的治疗方案进行治疗以外，还得遵循以下三大原则。

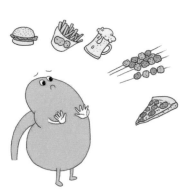

| 1.适度运动，控制体重，增强免疫力。 | 2.严控饮食，保证营养的同时，坚决不吃不健康的食品。 | 3.控制好心态，保持积极乐观的情绪。 |

和医生建立信任关系

许多同期肾脏疾病患者是同一位主治医生，有的人治疗效果很棒，有的人却迟迟没有进展，生活自律是一个原因，信任医生是另一个原因。疗效没有进展的病患有一个共同点，那就是不停地质疑医生的处方。患者和医生之间最重要的就是信任，信任能给彼此带来安全感，患者能更配合医生的治疗，有助于稳定患者情绪，更有助于患者身体恢复。以下三个建议可以帮助患者和医生建立信任关系。

消除对医生的负面情绪

破除阻碍患者信任医生的负面情绪。做不到信任他人时，仔细感受一下，当时是什么想法，不信任的根源是什么，来源于哪件具体的事情。

仔细选择信任对象

仔细选择信任的医生，想清楚自己看重哪些信任的特质，比如有的人会信任那些在朋友痛苦时给予安慰的人。在给予一个人信任前，先想想这个人是不是符合自己的信任标准。

逐步给予有限的信任

人们存在一种误区，认为信任一个人是突然间给予对方全部的信任。但这并不现实，不妨逐步地给予对方信任，慢慢建立信任关系。

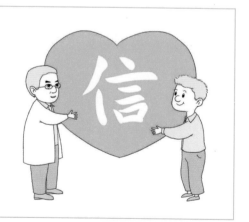

战胜疾病的战役中，患者和医生是战友，只有充分信任彼此，才能取得最后的胜利！

治疗不要轻言放弃

慢性肾病的治疗是一个漫长的过程，患者偶有懈怠很正常。治疗过程起起伏伏，只有不放弃，病情最终才可能往好的方向发展。

接受自己的身体状态

努力做好一件事很难，因为越努力越接近真相，越会看清自己的无助与脆弱。要不断挑战自己，正视自己，打破幻想，不要给自己留下"我没有使劲，如果我拼尽全力肯定比他强"的借口。慢性肾病患者尤其要清醒认识自己的身体状态，认识到自己能做什么，不能做什么。

加入病友会，互相督促

近墨者黑，近朱者赤，环境对人的影响很大。加入病友会的目的是创造一个良好的环境，病友们可以互相督促，互相学习，让良好的环境影响每个人。

制订目标的"三件套"

经常会有人提出这样的傻问题，"如果一个目标完不成，继续坚持下去有必要吗？"这时不妨问自己：设定目标的初衷是什么？是单纯地为了实现，还是为了激励自己？目标需要量化，并且确保可以实现。制订目标的"三件套"，就是不放弃具体化目标、了解目标困难并执行目标。

1.不放弃具体化目标

2.了解目标困难

3.执行目标

对自己"狠一点"

"坚持就是胜利"，这话貌似俗了些，但却是真理。无论是调理病情，还是开拓事业，成功的人总能坚持自己的理念，勇往直前。所以面对肾脏疾病，千万不要轻言放弃，只有坚持才能看到改变。

第十章　不同人群如何护肾

儿童：被忽视的高发人群

很多人认为，肾脏疾病就像糖尿病、高血压等慢性病那样，是中老年人高发的疾病。其实，儿童也是肾脏疾病的高发人群。中国现有约300万肾脏病患儿，而且儿童的发病率正在逐年上升。

"偏爱"儿童的五大肾脏病

急性肾小球肾炎

此病多见于儿童，春季高发，链球菌感染是常见的诱因。一旦儿童在呼吸道或皮肤感染后出现水肿、血尿、排尿量减少、高血压等症状，家长要警惕急性肾小球肾炎的可能，应及时带孩子就医。

微小病变型肾病

该病在儿童中的发病率远高于成年人，占儿童原发性肾病综合征的90%。表现为大量蛋白尿和水肿，有时可由感染诱发，复发率较高。

紫癜性肾炎

90%以上的紫癜性肾炎发生于儿童或青少年。多发于冬季，患儿会出现皮肤紫癜、腹痛、关节痛和肾炎的症状。发病前可有呼吸道感染、过敏、蚊虫叮咬等，再次接触过敏原或遇冷后可复发。

先天性或遗传性肾脏疾病

先天原因导致的肾脏疾病占儿童慢性肾病的60%，宫内发育异常、早产、出生时体重过低等都是导致儿童先天性或遗传性肾脏疾病的原因。

与肥胖相关的肾脏疾病

早期表现为蛋白尿，需及时就医进行干预，否则后期可造成肾功能慢性进行性下降，最终发展为尿毒症。随着生活水平的提高，儿童超重和肥胖在世界范围内的发病率逐渐增高，中国7~16岁的儿童超重率已达19.9%，其中肥胖患儿达8.9%。

孩子生病不要随便给他吃药

儿童免疫功能尚未建立完全，易发生多种感染。除了感染本身可导致肾脏疾病外，家长给孩子乱用药物也很容易对儿童的肾脏带来二次打击。另外，儿童身体脆弱，对各种变化刺激都比成年人敏感，腹泻、呕吐这样的"小儿科"问题有时也会导致肾脏缺血，引起急性肾损伤。

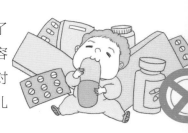

青少年：清淡饮食从家庭餐桌开始

随着消费水平的提高和生活节奏的加快，越来越多的人选择在外就餐。事实证明，青少年经常在外就餐存在严重的健康隐患。

尽量少在外就餐

与家庭制作的食物相比，餐馆制作的食物重油、重盐、重添加剂，尤其高脂肪和高糖。深受青少年欢迎的汉堡、薯条等快餐类食物很容易让人一餐热量超标，而且这类食物中的维生素和膳食纤维比例往往过低，是"吃多了，也没吃好"。

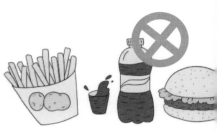

少吃"重口味"食品

高脂肪和高糖是肥胖、糖尿病、高脂血症等慢性病发病的重要因素，而高钠饮食与高血压密切相关。根据流行病调查显示，中国居民每日平均食盐摄入量远超中国营养学会的推荐量，"口重"已成为我国肾脏疾病、糖尿病、高血压发病率居高不下的重要原因。因此，预防疾病，保持健康长寿，应当从小培养清淡的饮食习惯，少吃"重口味"食品。在家烹饪时要少油少盐少糖。

减少食盐摄入量	科学用油
每日摄入食盐不超过6克。家庭烹饪可更好地控制每日食盐的总摄入量，用量勺量出食盐，分配至每餐的菜肴中。如果菜肴中已经添加了酱油等含盐调味料，应按比例减少食盐用量。还要注意减少腌制食品的摄入量。	正常人的每日烹调用油建议为25~30克。在家制作食物时，建议使用带刻度的油壶来控制烹调用油。建议用蒸煮等烹饪方法替代油煎炸。每日反式脂肪酸摄入量不超过2克，少吃甜品、薯片等含有反式脂肪酸的加工食品。

少吃糖、甜点和冷饮
每日摄入糖不超过50克，最好控制在25克以下。平衡膳食中不要求添加糖，家庭烹饪时尽量少加糖。建议青少年不喝或少喝含糖饮料和冷饮，不吃市场贩售的加工甜点等。

新婚夫妇：注意蜜月性膀胱炎

有些新婚女性在蜜月期与丈夫"亲密接触"后会出现排尿次数明显增多的现象，但每次排出的尿却很少（尿频），一有尿意就憋不住急着排尿（尿急），排尿时尿道口有剧烈疼痛或灼烧样不适（尿痛）等，有时甚至会排出鲜红色尿液（血尿）。这些症状都提示新娘可能患了"急性膀胱炎"，因为多在蜜月期发生，所以又称为"蜜月性膀胱炎"。

女性尿道较短，更受膀胱炎"青睐"

相对于男性，女性尿道较短（约4厘米）且宽，距离阴道口和肛门也较近，性生活时易将尿道口周围或男性包皮垢中的细菌挤压入膀胱引起尿路感染。

其次，避孕药中的某些成分也可破坏阴道中正常的微生物环境而增加尿路感染的概率。

第三，某些外阴洗液产品存在过度或虚假宣传，很多消费者不了解内情，真的以为"洗洗更健康"。如果过度使用这些产品，反而会破坏会阴内环境的稳定。

最后，蜜月期通常是在外旅游度过的，旅馆内环境不卫生，加上旅途疲劳，女性很容易抵抗力下降，给细菌可乘之机。

夫妻双方在性生活前后都要清洗外阴

预防蜜月性膀胱炎的关键在于注意卫生，夫妻双方在性生活前后都要清洗外阴；多饮水多排尿，女性最好在性生活结束后就立刻排尿，用尿液将挤压到尿路中的细菌冲刷出来；注意劳逸结合，增强抵抗力。

一旦出现尿路感染的症状，不要不好意思，要及时就医治疗，以免贻误病情。否则细菌就会沿着尿路继续向上发展带来更严重的肾损害，或演变成慢性炎症，反复发作。

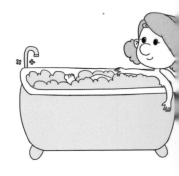

孕妇：控制好病情，就可以生出健康宝宝

肾脏疾病患者妊娠的风险包括孕妇和胎儿两方面，对胎儿的风险主要包括肾脏疾病遗传、早产、生长受限、多种药物的副作用等。但肾脏疾病并非妊娠的绝对禁忌，只要控制好，患者一样可以生出健康宝宝。

明确准妈妈所患的肾脏疾病是否遗传

肾脏疾病有很多种，有些可以直接遗传给下一代，如多囊肾、眼-耳-肾综合征等，有些会增加子代对某些疾病的易感性，如IgA肾病、系统性红斑狼疮、糖尿病肾病等，还有些则对下一代没影响，如微小病变性肾病、膜性肾病。因此，女性在孕前最好弄清楚自己所患的肾脏疾病类型。

如果家族里不止一个人患有肾脏疾病，也要告知医生，有时甚至需要做基因方面的筛查，怀孕之后的产检和产后随访也不能掉以轻心。

控制好病情再怀孕

如果在怀孕期病情加重，胎儿发育迟缓和早产等不良事件的发生率均会明显上升。因此，备孕女性最好在病情较稳定的时候怀孕，这对母婴健康都有利。

尽量不使用对胎儿有影响的药物

环磷酰胺、吗替麦考酚酯、来氟米特、甲氨蝶呤、ACEI/ARB类药物等都有致畸作用，属于妊娠期禁用的药物，如果病情可控，至少在受孕前6个月停用。糖皮质激素大于母体剂量10%就能够透过胎盘影响胎儿，因此怀孕时，在病情好转的前提下，激素的用量最好减到能维持健康状态的最少量。

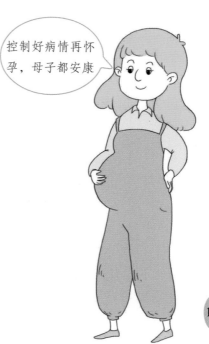

控制好病情再怀孕，母子都安康

能够停用这些药物也从侧面反映出患者此时病情比较平稳，不然为了妊娠强行断药，百害而无一利。不过由于很多药物对乳汁也有影响，所以产妇也需要根据自身情况决定是否哺乳。

做好孕前准备，防止肾脏疾病复发或加重

随着医学的进步，患有肾脏疾病的女性妊娠率和胎儿活产率均有了显著的提高，但怀孕和生产过程对母体依旧是一个不小的挑战。妊娠可导致肾脏疾病复发或加重，增加发生急性肾损伤和妊娠相关肾脏疾病的风险，还可能引起先兆子痫等并发症。以下建议能够帮助患有肾脏疾病的女性在妊娠中保护肾脏。

慢性肾病1~2期是最佳怀孕时期

目前认为，慢性肾病1~2期患者如果能将血压控制在正常范围内，尿蛋白定量小于24小时1克，可以考虑妊娠。不同病因的肾脏疾病对孕妇的肾脏影响不同。总之，不要不顾医生劝阻，抱有侥幸心理"先斩后奏"。

不同肾脏疾病
对孕妇的影响

IgA肾病

我国常见的肾炎类型，青壮年是主要的发病人群，妊娠者占很大比例。对满足妊娠条件的患者来说，分娩不会对肾功能有影响，但对慢性肾病3期及以上的女性来说，怀孕可加速肾功能减退。

系统性红斑狼疮性肾炎

系统性红斑狼疮是一种"偏爱"育龄期女性的风湿免疫性疾病，怀孕和产后体内激素水平的快速变化可导致红斑狼疮复发而导致肾损害。因此对于红斑狼疮患者来说，怀孕时机的评估更为重要且复杂，需要结合多项检查才能确定。

糖尿病肾病

如今糖尿病有年轻化趋势，许多高龄产妇也易患妊娠糖尿病。而糖尿病肾病患者在怀孕后血糖会更难控制，孕期高血压、先兆子痫的发生率也明显升高。微量白蛋白尿出现前或仅有微量白蛋白尿时是怀孕的较好时期。

孕前加强锻炼，控制好体重

加强锻炼，增强体质，改善免疫功能，将合并感染的风险降到最低。同时要注意控制体重，妊娠后体重会较孕前增加5~10千克，可能加重肾脏的负荷引发不测，所以在怀孕前应将自己的体重控制在合理的范围，尽可能达到标准体重。世界卫生组织建议的女性标准体重=[身高(厘米)−70]×0.6，增加或减少10%均为正常体重，增加或减少10%~20%为体重过重或过轻；增加或减少高于20%为肥胖或体重不足。

做好孕期监测，遵从医嘱

在孕期要根据医嘱做好随访，做好详细的检查，如尿检、肾功能、血小板计数、血压等，不要擅自加减药物。孕期的血压管理非常重要，目标是高压130~140毫米汞柱，低压70~80毫米汞柱，养成家庭自测和记录血压的习惯。

妊娠期肾脏的结构和功能会发生一些变化，肾小球滤过率会升高，血肌酐、尿素氮、尿酸水平会下降。因此，怀孕后可能会觉得肾功能指标反而比以前好转了，这其实是一种错觉，不能因此放松警惕。

根据慢性肾病分期计算每日蛋白质摄入量

除了检查和药物治疗外，饮食管理也同样重要。需要根据慢性肾病分期计算每日蛋白质摄入量，如果合并糖尿病，还要计算热量并配合适度活动。如果在胎儿未足月前，孕妇或胎儿情况不幸出现了恶化，应与医生充分沟通并积极治疗，必要时该终止妊娠就要及时终止。

产后继续随访和干预

患者产后也同样不能松懈，体内激素的快速变化以及生产时的应激和损伤，对肾脏都有影响。应继续监测血压、尿检、血糖和肾功能水平，及时调整药物，不过度熬夜劳累。此外，家人要关注产妇的心理健康，预防产后抑郁。

　　肾脏疾病患者妊娠至少涉及肾脏科和产科，情况复杂，有时甚至需要综合内分泌和风湿免疫等科室的意见。在整个围产期，孕妇及家属都要充分地认识到肾脏疾病患者生育的风险，并认真执行医生的随访和治疗方案，切不可麻痹大意。

老年患者：以提高生活质量为主

慢性肾病往往更"青睐"老年人，随着年龄的增长，慢性肾病的发病率会逐渐升高。据统计，中国60～79岁的老年人慢性肾病患病率为16.3%，而80岁及以上高龄老年人慢性肾病患病率高达64.1%，远超10.8%的成年人平均患病率。

根据病因采取不同治疗方案

如果蛋白尿是因为糖尿病、高血压或肿瘤等继发因素引起的，那么治疗就主要针对基础疾病；对于原发性的肾小球肾炎，可以考虑使用一些糖皮质激素或者免疫抑制剂来治疗，但要考虑到年龄、并发症和药物的不良反应。

不要过度限制蛋白质摄入

不建议老年慢性肾病患者过度限制蛋白质摄入，虽然低蛋白饮食可以延缓慢性肾病的进展，但是却可能导致老年患者营养不良，反而增加衰弱和死亡风险。因此，对老年患者进行饮食治疗前，一般还需要对他们的营养状况进行充分的评估。

不要过于严格控制血压和血糖

在糖尿病和高血压治疗方面，过于严格的血糖和血压控制反而会对老年患者的健康造成不良影响。老年患者如果设定过低的血压和血糖控制目标，不仅会增加跌倒、心脑缺血、肾脏灌注不足的风险，也会使自己对治疗过度焦虑，每日陷在"健康指标不达标"的无力状况里。医生会根据患者的年龄、身体状况和并发症的情况进行个体化调整。

老年是人生的必经阶段，不必因为年长或病痛而丧失享受生活的信心。科学治疗，才能更好地生活。

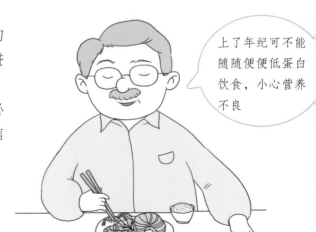

上了年纪可不能随随便便低蛋白饮食，小心营养不良

第十一章　"肾友"热点问题专家答

肾脏疾病会遗传吗

很多患者担心自己的病会遗传给小孩，其实大部分的肾脏疾病是不遗传的。目前明确有遗传性倾向的肾病有多囊肾、眼-耳-肾综合征、法布里病、薄基底膜肾病、先天性肾病综合征以及指甲-髌骨综合征、遗传性肾小管疾病等。如果有遗传家族史，生育下一代前建议采取分子诊断方法确定是否携带致病基因，做到优生优育。

可能有人还是疑惑，为什么大多数肾脏疾病没有遗传性，而家族亲戚中却有好几个人患病呢？这是因为有些肾脏疾病表现为家族聚集性，比如糖尿病肾病、高血压肾病、IgA肾病等，它们不符合遗传定律，故未被列入遗传性肾病。但是大量研究发现，某些患者体内可能存在相应的疾病易感基因，不可因某些肾脏疾病不是遗传性疾病而有所轻视。

患者春节期间要注意什么

春节是中国传统节日里最热闹、最受人们重视的。春节有很多风俗，比如享受美食美酒的饕餮盛宴，熬夜守岁……然而每到年关，到医院就诊的肾脏疾病患者数量就会大幅度上升。肾脏疾病患者要想平安开心过好年，最好遵守以下几点。

按医嘱用药

该吃药时必须吃药。不要因为所谓的传统风俗或者为了避免晦气而暂停服药。要知道，肾脏疾病治疗有严格的用药规范，随意停服、漏服是无法补救的。

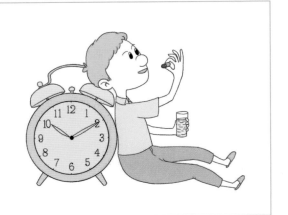

面对满桌美味，还是要忌口

新春佳节，美味满桌，但肾脏疾病患者必须克制再克制。特别强调低盐饮食，酱蹄酱鸭、咸鸡咸鸭等腌制类美味尽量浅尝辄止。肾功能不全患者，尤其是透析患者不能大口吃肉喝酒，坚果类食品含磷高，也要忌口。

不频繁串门，天寒注意保暖

春节期间走亲串友在所难免，但肾脏疾病患者最好减少外出串门的次数。如果实在要去，一定要注意保暖，必要时要佩戴围巾、帽子和手套，以免受凉感冒。

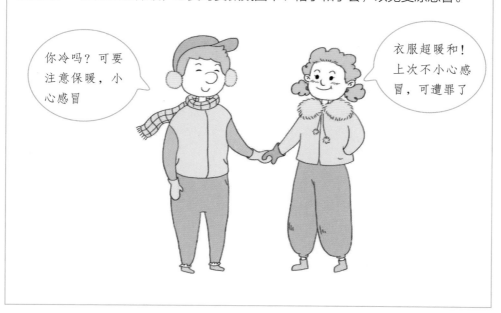

不久坐，不过于激动

春节期间少不了各类棋牌活动。肾脏疾病患者要注意娱乐与休息的时间，避免夜间打牌影响休息，避免血压波动。

不要讳疾忌医，耽误透析治疗时机

透析患者在春节期间不要讳疾忌医，一定要按照常规的透析时间和次数进行透析。千万不可说多一天少一天没什么。体内的毒素一旦积累就会对其他脏器造成危害并引发电解质紊乱、高钾血症，严重的甚至会危及生命。

肾炎一定会发展成尿毒症吗

据统计，在中国约50%的尿毒症是由慢性肾炎引起的。尿毒症不仅给患者带来沉重的经济负担，而且对身体造成不可逆的损伤，死亡率高。慢性肾炎是导致尿毒症的第一大病因，但绝大多数肾炎并不会发展到尿毒症。从慢性肾炎发展成尿毒症是一个复杂的过程，影响这个进程长短的因素很多。

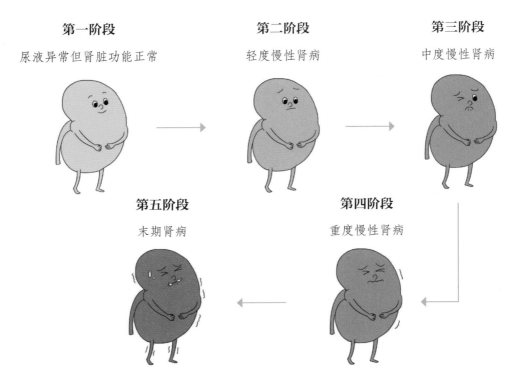

慢性肾炎发展为尿毒症的过程

重度系膜增生性肾炎易发展为尿毒症

在各种常见病理类型中，轻度系膜增生性肾炎预后较好；膜性肾病病程较长，病情发展缓慢，只有部分会发展到肾衰竭；重度系膜增生性肾炎预后较差，发展为尿毒症的机会比较大；IgA肾病是我国较常见的肾病病理类型，但是不同程度的病理改变，预后有天壤之别。

易导致尿毒症的病理变化

出现新月体的肾小球数目多。	伴肾间质纤维化和肾小管萎缩。	肾内血管伴有肾小动脉硬化。

高血压合并肾功能受损者易得尿毒症

　　患者仅有少量蛋白尿（24小时尿蛋白小于1克），或少量蛋白尿伴血尿，或仅有血尿，而无其他如高血压等临床症状，一般预后较好；24小时尿蛋白持续大于1克合并高血压者预后相对较差，此时应积极配合采取降尿蛋白、降压治疗，同时结合病理情况使用激素或其他免疫抑制剂；已有肾功能损害者，预后差，发展到尿毒症的速度比较快。

积极配合治疗能有效防止尿毒症

　　事实上，不是所有肾炎患者都需要服药，即使需要终身服药，坚持规范的治疗也可缓解病情，并能有效延缓尿毒症的出现。若治疗不及时、不规范，肾功能的损害不能缓解，会加快尿毒症出现。

　　因此，慢性肾炎并非一定会发展为尿毒症。慢性肾炎患者应"战略上藐视敌人，战术上重视敌人"，配合医生及时做肾活检，规范治疗，长期规律复诊，调整心态与生活方式；"既来之，则安之"，切勿精神压力过大导致机体免疫力下降，使肾炎反复发作，加速疾病进展。

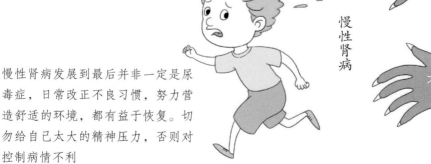

慢性肾病

环境

不良习惯

慢性肾病发展到最后并非一定是尿毒症，日常改正不良习惯，努力营造舒适的环境，都有益于恢复。切勿给自己太大的精神压力，否则对控制病情不利

143

急性肾炎会发展成慢性肾炎吗

　　有人认为急性肾炎与慢性肾炎是同一类疾病，慢性肾炎是由急性肾炎演变而来的，这完全是错误的认识。

急性肾炎大多在起病3个月后自愈

　　急性肾炎是急性链球菌感染后肾小球肾炎的简称，多见于儿童，大多是链球菌感染引起的扁桃体炎、皮肤感染等，1~3周后发病，起病较急，典型症状为全身水肿、血尿、少尿和高血压，严重者可出现急性肾功能衰竭，大多在起病后3个月完全自愈。肾脏病理完全恢复需6个月到1年的时间，预后普遍较好。据统计，临床上6%～18%的急性肾炎可发展成慢性肾炎。

慢性肾小球肾炎多发于中青年

　　慢性肾小球肾炎是一大组疾病的总称，多发于中青年，临床表现为蛋白尿、血尿、高血压、水肿等，起病方式各有不同，病理损害类型变化多端。多数患者病情进展缓慢，有不同程度肾功能减退，最终将发展为慢性肾衰竭。

　　总之，急性肾炎与慢性肾炎不是一类疾病，两者之间无固定的因果关系，仅有少数急性肾炎患者由于病情反复而发展成为慢性肾炎，急性肾炎患者不必过于担忧。

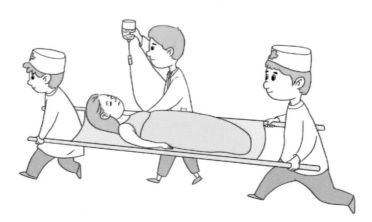

如何保护残余肾功能

残余肾功能是指慢性肾病患者经过数年甚至数十年病程迁延后肾脏仍保留的那部分功能。对于慢性肾功能不全患者来说，尽管残余的肾功能已经低于正常功能的10%，但它在尿毒症阶段对维持人体内环境稳定仍可发挥很大作用，如维持血压平稳、减轻贫血症状、保持心功能稳定等，因此保护残余肾功能非常重要！

尿量越多，残余肾功能越多

通过尿量以及血肌酐可初步评估残余的肾功能有多少。一般来说，尿量越多，残余肾功能相对较多。

积极治疗原发疾病

不同病因的肾脏疾病，残余肾功能下降的程度有所不同。如糖尿病肾病患者积极接受降糖治疗，血糖控制在比较理想的范围内，可减慢残余肾功能下降；狼疮性肾炎患者，给予激素等免疫抑制剂治疗，能有效控制病情进展，延缓肾功能的恶化。

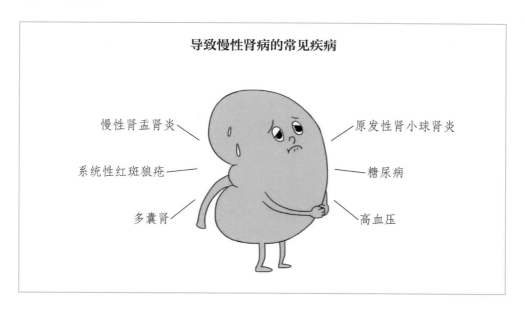

导致慢性肾病的常见疾病

慢性肾盂肾炎
原发性肾小球肾炎
系统性红斑狼疮
糖尿病
多囊肾
高血压

避免加重肾脏损害的因素

尽可能避免感染、避免使用肾毒性药物、避免劳累等，严格控制好血压、血糖、血脂、尿酸、体重等，可使残余肾脏的工作负荷明显减轻，延长"寿命"。

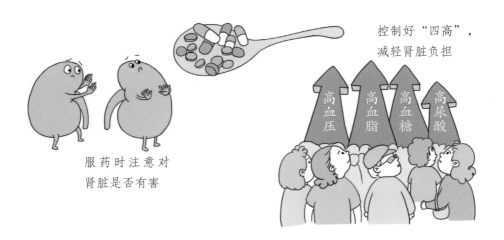

服药时注意对
肾脏是否有害

控制好"四高"，
减轻肾脏负担

合理饮食

控制蛋白质的摄入量，减少高磷、高嘌呤食物的摄入，好的饮食习惯对延缓肾脏疾病的进程非常重要。

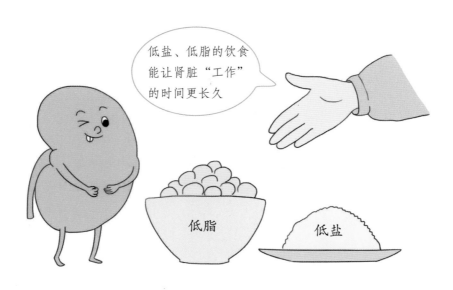

低盐、低脂的饮食
能让肾脏"工作"
的时间更长久

低脂

低盐

什么时候开始透析

肾脏疾病发展到终末期就是尿毒症，那时肾脏已经丧失90%以上的功能，大量人体代谢毒素和水分聚积在体内，引起心功能衰竭、昏迷、抽筋等各种严重并发症，甚至危及生命。治疗尿毒症的关键措施就是想方设法清除体内的毒素和多余的水，透析治疗就是专门解决这方面问题的有效方法，被称为"人体肾脏替代治疗"。

通过肾小球滤过率来判定

目前并没有明确的指征能确定尿毒症患者在何时要开始透析，主要通过患者的症状、体征，结合肾小球滤过率来综合判定，而非只是血肌酐这个指标。一般情况，非糖尿病肾病患者的肾小球滤过率小于10毫升/分，可以考虑开始透析；而糖尿病肾病患者建议适当提前透析，肾小球滤过率小于15毫升/分，就可以考虑开始透析。

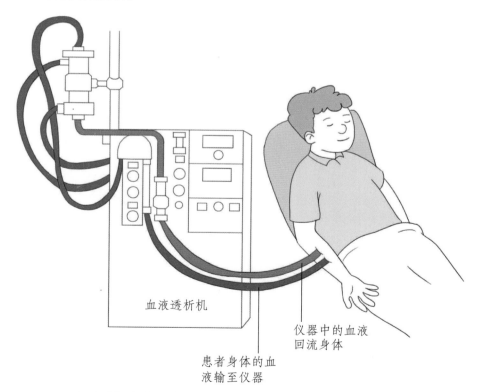

血液透析机

仪器中的血液
回流身体

患者身体的血
液输至仪器

血液透析的过程并不痛苦，相反血液透析可以帮助患者排出体内多余的毒素以及代谢物，患者会感觉更舒服

另外，即使肾小球滤过率没有小于10毫升/分或15毫升/分，当出现急性心力衰竭、严重高血钾、严重代谢性酸中毒、高度水肿、肺水肿、心包积液、顽固性高血压、尿毒症脑病、尿毒症相关营养不良等严重并发症时，也要尽早透析治疗。

除了慢性肾病以外，还有某些疾病也需要进行透析治疗，比如急性肾功能衰竭，药物或者毒物中毒，以及严重的水、电解质和酸碱平衡紊乱等。

定期配合随访，听从医生建议

研究表明，终末期肾脏疾病太早进入透析并不能提高患者的生存率，反而会加速残余肾功能的丢失，同时过早地带来经济负担；但是透析太晚时，体内毒素对心血管及其他脏器损害会增加，严重影响患者的生存质量，甚至导致死亡。因此，选择合适的时机进入透析至关重要。何时开始透析，患者需要定期配合随访并听医生建议。

坚持不透析会有生命危险吗

有！尿毒症患者由于90%的肾功能丧失，每天生成的毒素无法经肾脏排出体外，这些毒素堆积在体内，引起酸碱失衡、电解质紊乱、水钠潴留等，不仅会加速毁坏肾脏，还会引起其他重要脏器（心、脑、神经）功能紊乱。透析治疗恰恰可以使上述问题得到解决。所以，及时透析治疗不只是为了保护肾脏，更是为了保护其他重要脏器。

导致尿毒症患者死亡的主要原因是心血管系统并发症，如高血压、冠心病、心肌病、心律失常等。透析只是在一定程度上替代肾脏工作，消除威胁生命的并发症，并非能真正治愈疾病。尿毒症本身并不致死，透析后患者存活期可长达几十年。

有部分患者认为透析与服用降压药、降糖药一样，一旦开始就将终身使用，为此他们排斥透析，甚至顽固地拒绝透析！拖延透析时机只会导致危及生命的合并症越来越多，抢救的风险及成本也越来越大。

肾移植是怎么回事

肾移植，通俗的说法叫换肾，就是将健康者的肾脏移植给有肾脏病变并丧失肾脏功能的患者。慢性肾炎、糖尿病肾病等各种肾脏疾病进展至肾衰竭，均需要进行血液透析、腹膜透析或肾移植。

肾移植是治疗慢性肾衰竭的最好方法

肾移植成功后，患者的生活质量会明显得到改善，所以无疑是治疗慢性肾衰竭的最好方法。活体肾移植优于尸体肾移植，活体肾移植是将健康人的一只肾脏取出植入患者体内，而患者的病肾将被切除。活体肾移植，供肾一方主要是患者亲属。

风险大，并不适合所有肾衰竭患者

并非所有肾衰竭患者均可耐受移植手术及术后大剂量激素和免疫抑制剂的治疗。手术前需要对肾移植受、供者进行仔细评估、匹配，如肾衰竭患者合并以下情况，不可接受肾移植。

年龄在70岁以上。	慢性肝炎患者。	有恶性肿瘤病史。
有慢性感染病史，如肺结核等。	有严重心血管疾病。	

为了避免排异反应，接受肾脏移植的患者要终身服用免疫抑制剂（同卵双胞胎之间的移植除外）。用药的剂型、剂量必须遵守医嘱，在医生的指导下调整药量，千万不要自己随意增减，以免发生药物严重不良反应和移植肾排异失去功能。

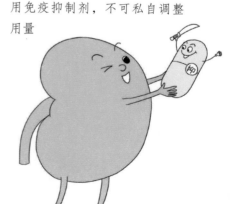

接受肾脏移植的患者需终身服用免疫抑制剂，不可私自调整用量

慢性肾功能不全患者主食优选米饭

慢性肾功能不全患者的吃饭问题是一个世界性难题，难就难在这些患者由于肾脏排毒功能下降，不能吃蛋白质含量较高的食物，这大大限制了食物挑选的范围。同时，蛋白质摄入量也被限定，慢性肾功能不全患者只能选择蛋白质含量较低的食材。

大米的蛋白质含量低于小麦

我国居民一直以米面作为主食，但大米的蛋白质含量明显低于面粉。据统计，大米的蛋白质含量一般是 7.5%，即100克大米含7.5克蛋白质；而普通面粉的蛋白质含量是9%~12%，即100克面粉含有9~12克蛋白质。根据蛋白质含量不同，面粉被分为高筋粉、中筋粉、低筋粉，用途有差别。

大米和面粉三大供能营养素对照

食物名称	蛋白质（每100克食物中的含量）	脂肪（每100克食物中的含量）	碳水化合物（每100克食物中的含量）
大米	7.5克（平均）	0.5克	79.0克
面粉	12.0克（平均）	0.8克	70.0克

不同面粉的蛋白质含量和用途

面粉种类	蛋白质（每100克食物中的含量）	用途
高筋粉	10.5~13.5克	面包、比萨、泡芙、油条、千层饼
中筋粉	9.5~11.5克	馒头、包子、饺子、烙饼、面条
低筋粉	6.5~9.5克	蛋糕、饼干、蛋挞等松散、酥脆、没有韧性的点心

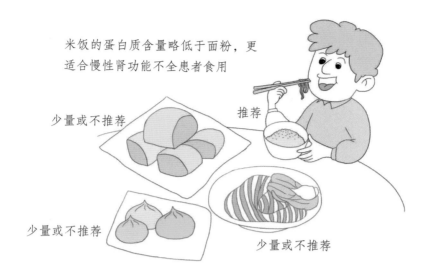

米饭的蛋白质含量略低于面粉，更适合慢性肾功能不全患者食用

少量或不推荐

推荐

少量或不推荐

少量或不推荐

目前国际公认轻中度肾功能不全患者的每日蛋白质摄入量为每千克体重0.4~0.6克。由此推算，一名重70千克的轻中度肾功能不全患者一天只能摄入40克左右的蛋白质，也就是说，除了含人体必需氨基酸较丰富的少量动物蛋白质外，每天仅能吃200克左右的大米或面食。由于面食的蛋白质含量高于大米，从饱腹感的角度考虑，同等量面食的饱腹感明显不如大米。所以建议慢性肾功能不全患者以不含或含少量蛋白质的淀粉类食材配以蛋白质含量相对较少的大米作为主食。

蛋白质摄入量不超标，饮食更自由

我国各地人民生活饮食习惯相差甚远，对习惯吃面食的北方人来说，以上建议不是绝对的，只要蛋白质摄入量不超标，可按照自己的生活习惯选择食物。

米饭与面食其他营养成分对比

食物名称	热量（每100克食物中的含量）	脂肪（每100克食物中的含量）
米饭	481千焦（115千卡）	0.3克
面条（水煮）	456千焦（109千卡）	0.2克
馒头	925千焦（221千卡）	1.1克
包子（三鲜）	933千焦（223千卡）	8.6克

男性得了肾炎影响生育吗

进行婚前检查能及早发现影响生育的慢性病，其中慢性肾炎并不少见。肾病影响生育的担忧困扰着不少家庭。其实男性的生育能力是由男性性腺器官决定的，如睾丸、精囊腺、前列腺等，只有性腺受到损害才会影响生育。肾脏不是性腺器官，慢性肾炎对性腺器官没有直接损伤，因此不影响生育能力。

男性患者得了慢性肾炎，在正规治疗的情况下可以生孩子，但不能急于一时，需要注意以下几点。

性生活会带来剧烈的体能消耗，慢性肾炎稳定期才可进行，但宜适度。

药物环磷酰胺会影响生殖系统，有生育要求的男性应避免使用。

慢性肾炎急性发作，如出现肉眼血尿、严重水肿，血压未控制正常时应禁止性生活，避免肾炎病情加重。

治疗肾炎期间要注意避孕；治疗肾炎的药多是免疫抑制药和糖皮质激素类药物，不利于生育健康的孩子。

得了慢性肾炎的男性可以生育，但如果长时间服用了药物，建议停药3~6个月后到医院检查一下精子质量、数量和形态，必要时以试管婴儿提高受孕率及生育质量。

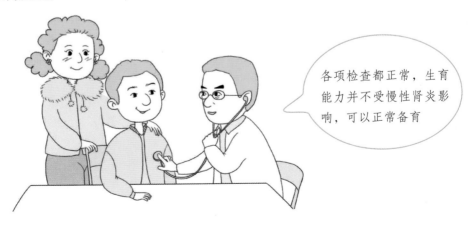

各项检查都正常，生育能力并不受慢性肾炎影响，可以正常备育

肾脏疾病患者可以接种新冠疫苗吗

从理论上来说，目前我国批准接种的三款新冠灭活疫苗，都是没有活性的疫苗。18~59岁的人员，不管是普通人，还是慢性病群体，无须顾虑，都可以接种。

肾脏疾病患者注射疫苗的条件

病情控制稳定，包括肾功能正常，尿检正常，未使用任何免疫类药物等。

自身不属于过敏性体质，未患有血管炎、过敏性紫癜类疾病及与过敏相关的肾脏疾病。

近期没有使用过激素（如强的松20毫克/日，连续使用超过2周）或免疫抑制剂、细胞毒性药物等。

肾功能状态稳定。血肌酐水平超过500毫摩/升，或已经进行透析治疗，肾移植后的患者严禁使用减毒活疫苗。

注射疫苗前必须与医生沟通

必须与医生事先沟通，对自身的身体状态（肾功能、免疫）进行评估，不要自行注射疫苗。

必要时到相关机构检测相关抗体，观察其在体内的滴度变化及持续时间。

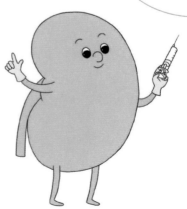

虽然理论上肾脏疾病患者可以接种新冠疫苗，但是具体做法还是听医生的吧

慢性肾病的"难兄难弟"—— 慢性牙周炎

牙齿与肾脏的关系既密切又复杂。说密切，是因为很多慢性肾病患者都合并有慢性牙周或牙根疾病。有研究发现，非透析的慢性肾病青少年患者普遍合并牙周支持组织的损害，而合并肾功能损害的患者中合并牙周病的患者是非合并牙周病患者的2倍。而至透析治疗阶段，牙周病不仅发病率明显提高，其病变程度也有所加重。

小心牙周炎诱发肾病

大量研究发现，菌斑微生物含致病菌，可能会导致牙周炎，这些病菌除了引起局部炎症外，还会触发及放大人体免疫及炎症反应，导致大量免疫复合物在肾脏里沉积，诱发肾脏疾病（如IgA肾病），加重肾脏损害。

肾脏疾病进一步加重牙周炎

牙周炎的主要病理变化是牙槽骨吸收，而慢性肾病导致的钙磷代谢紊乱又进一步加重牙周炎。说牙齿与肾脏关系复杂，是因为目前大多数人都对两者的关系没有重视。很多慢性肾病患者，蛋白尿镜下血尿久治不愈，其中一个主要原因就是牙齿合并慢性感染。通过强化口腔卫生处置，如洗牙、治疗牙周炎及龋齿，不少患者尿蛋白及镜下血尿很快得到明显控制。

其实，牙齿与肾脏就如同上下游污染源的关系，上游污染源（牙齿）不清除，下游的污染及损伤（蛋白尿、血尿）是没有办法得到控制的。

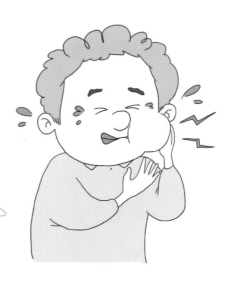

肾脏疾病患者要格外注意口腔卫生，以防牙周炎与肾脏疾病相互影响

牙周炎的症状

牙龈肿胀，牙周袋形成

由于炎症的扩展，牙周膜被破坏，牙槽骨逐渐被吸收，牙龈与牙根分离，使龈沟加深而形成牙周袋。

牙周溢脓

随着病程迁延，牙周袋壁有溃疡及炎症性肉芽组织形成，袋内有脓性分泌物存留，故轻按牙龈，能看见溢脓且有口臭。

牙齿松动或脱落

由于牙周组织被破坏，特别是牙槽骨吸收加重时，支持牙齿的力量不足，牙齿出现松动、移位等现象。此时常伴有牙痛、牙龈慢性出血及口臭加重现象。

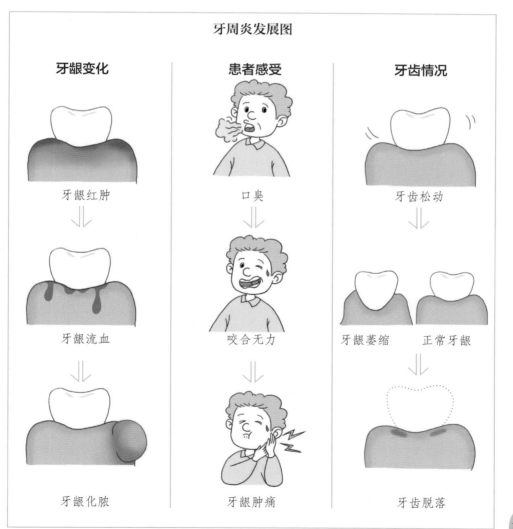

牙周炎发展图

牙龈变化	患者感受	牙齿情况
牙龈红肿	口臭	牙齿松动
牙龈流血	咬合无力	牙龈萎缩　正常牙龈
牙龈化脓	牙龈肿痛	牙齿脱落

肾脏疾病患者感冒了怎么办

肾脏疾病大多是免疫性疾病，长期的蛋白尿以及免疫抑制剂的治疗，使得肾脏疾病患者免疫功能低下，抵抗力下降。慢性肾病患者最忌感冒，但也最易感冒。

感冒可能会导致肾脏疾病复发

肾脏疾病患者继发感冒或其他慢性感染对机体产生的影响主要有以下几个方面。

触发肾脏疾病复发

人体感染感冒病毒后，机体产生抗体，结合成免疫复合物。这样虽可消灭外来抗原（细菌或病毒），但形成的免疫复合物也会沉积到肾组织，导致炎症细胞浸润，诱发炎症性反应，从而引起肾炎。所以肾脏疾病患者感冒后常常会出现肉眼血尿和蛋白尿。

加重病情

感冒期间，机体的代谢呈亢进状态，代谢产物以及对人体有害的炎症介质大量产生，这些物质不仅加重了肾脏的排泄负荷，还有可能刺激局部炎症反应，加速肾组织病变的进展。不少患者在感冒后不仅蛋白尿加重，还会出现肾功能的恶化。

合并药物性肾损害

很多人在感冒后不管病因如何，盲目先服用抗生素，把自己折腾一番，结果感冒未愈，还造成肾功能急骤恶化。其实绝大多数感冒由病毒引起，与抗生素治疗没有关系。很多抗生素药物经肾脏排泄，在用药过程中有可能诱发肾脏损害。就算是以往使用过并认定为安全的药物，在发热、脱水状态下亦有可能引起肾脏伤害。所以无明确的用药指征切忌滥用抗生素及其他有可能伤及肾脏的药物，尤其是静脉输液。

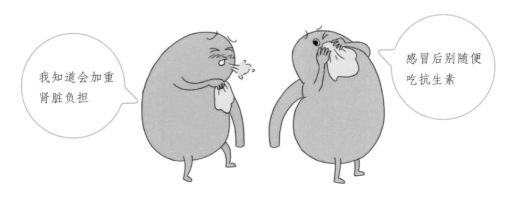

轻微感冒症状不用吃药

其实普通感冒并不可怕，仅有轻微症状可以不用吃药，多喝水，休息、保暖即可。畏寒、倦怠或乏力的患者，可以通过多喝水（如姜糖水）来增强肾脏排毒及机体驱寒能力，也可以短期使用一些温和的中成药来缓解症状，切忌使用来路不明或未标明药物成分的中成药。

多喝水可降低药物性肾损伤概率

普通病毒性感冒一周左右会自行缓解。若病程迁延至一周以上，或病症加重并伴发细菌感染之势，可以考虑遵医嘱使用抗生素，在用药过程中应该增加饮水量以提高肾脏排泄量，降低药物性肾损伤的概率。

正在使用免疫抑制剂的患者，感冒期间可以适当减少剂量或停用，如停用环磷酰胺、霉酚酸酯、他克莫司等，而强的松不建议突然停用。

康复后2~3周加强锻炼

不建议感冒期间进行大运动量的锻炼，可以适当散步。体质较弱、经常感冒的患者建议在感冒康复后2~3周进行锻炼，以增强体质，提高自身免疫力，如快走、散步、太极拳、广播操、瑜伽等。室外运动时注意环境和个人卫生，出门戴口罩，注意气候变化，及时增添衣服，预防感冒。

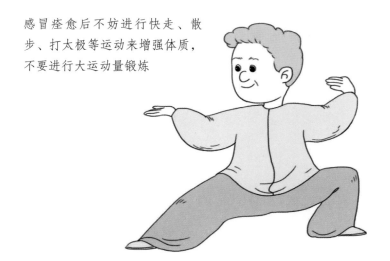

感冒痊愈后不妨进行快走、散步、打太极等运动来增强体质，不要进行大运动量锻炼

尿路感染为何总是治不好

　　许多肾脏疾病患者因为尿频、尿急、尿痛，疑似尿路刺激，一直戴着尿路感染或肾盂肾炎的"帽子"，可是长期认真治疗又无果。由于无法解决小便的问题，基本无法出远门，严重者甚至晚上睡不着觉，稍微变换体位就会出现尿失禁等现象。看似简单的问题大大地影响了患者的生活质量。

可能是膀胱过度活动症

　　反复尿频、尿急、尿痛，疑似尿路刺激的肾脏疾病患者以女性居多，大多40岁以上，尿液中并无明显的白细胞或红细胞，更找不出细菌，抗生素治疗似乎能从生理和心理上减轻一些症状，但无法根本改善或缓解尿路刺激症状。其实这并不是尿路感染，而是膀胱过度活动症，用抗生素无法治愈。

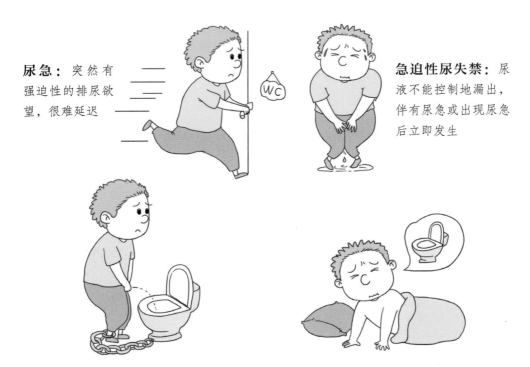

尿急：突然有强迫性的排尿欲望，很难延迟

急迫性尿失禁：尿液不能控制地漏出，伴有尿急或出现尿急后立即发生

尿频：通常为白天或夜间排尿过于频繁，日间排尿大于等于8次，每次排尿少于200毫升

夜尿：每天晚上至少醒来1次去排尿，严重者影响睡眠

膀胱过度活动症不是病

膀胱过度活动症是由膀胱肌肉过度敏感被刺激后不自主地收缩所引起的，与过度运动后小腿抽筋是一个道理，它不是一种病，而是一组综合征，其主要特点就是膀胱逼尿肌过度兴奋产生不自主的收缩，引起尿频、尿急甚至尿痛，许多人因此失眠或有睡眠障碍，从而引发焦虑、抑郁等心理问题。

通过物理治疗改善排尿习惯

膀胱过度活动症很常见，据统计，在我国患病率约为15.1%。尤其高发于40岁以上或停经后的女性。膀胱过度活动症本身不会引起膀胱的器质性损害，但长期反复滥用药物，那些不对症的抗生素往往会造成肝、肾功能损害。

膀胱过度活动症在短时间内很难控制或完全消除，需要通过物理治疗和训练来改善排尿习惯，建立新的排尿节奏（延长排尿间期），逐渐控制并完全缓解尿路刺激症状，症状难以自控的患者可以配合药物治疗。

膀胱训练方法

延迟排尿：通过膀胱训练抑制膀胱收缩，增加膀胱容量。可以从短时间忍尿开始，逐渐延后排尿时间，达到每次排尿量大于300毫升。

定时排尿：建立规律的排尿时间表，逐渐使排尿间歇接近2小时或更长，目的是减少尿失禁次数。

局部保温：可在会阴区放温水袋和通过足部按摩的形式放松会阴部肌肉。

预防便秘：保持大便通畅，改善便秘症状。

提高盆腔肌肉张力：坚持每天进行盆底肌训练，选择清晨下床前和晚上上床平卧后各做50~100次紧缩肛门和上提肛门的动作。

正确控制摄入水分：饮水量以每次尿量能达到300~400毫升为宜。

用药物辅助：尿频严重者可以在专业医生指导下选用松弛膀胱肌肉的药物或其他辅助疗法。

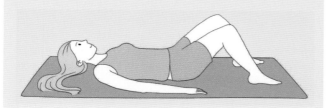

治疗中常见并发症如何处置

　　肾脏疾病绝大多数呈慢性持续性进展状态，需要长期治疗。此过程中易出现各种并发症。以下是常见的并发症及其应对方法。

注意个人卫生，防止感染

　　肾病综合征患者由于大量蛋白尿的症状，体内的大量免疫球蛋白随尿液排出体外，血浆蛋白减少，影响抗体形成。治疗时，通常会使用肾上腺皮质激素及细胞毒性药物，患者抵抗力难免下降，易发生感染，如皮肤感染、原发性腹膜炎、呼吸道感染、泌尿系感染等，甚至诱发败血症。所以肾病综合征患者在应用激素及细胞毒性药物治疗时，应尽量避免感染，如预防感冒，出门戴口罩，远离人群较多的公共场所，注意个人卫生等，防止病菌侵入。

出现髋关节疼痛应立刻就医检查

　　肾病综合征患者大多长期服用激素，加上合并有高脂血症及血液高凝状态，易发生股骨头坏死。股骨头坏死常见的症状是髋关节处疼痛，早期疼痛可为间歇性发作，随着病情发展，可变为持续性疼痛，同时可伴有短缩性跛行、髋部活动受限等。

　　股骨头坏死，如果早期发现且及时治疗，可有效控制病情发展。肾病综合征患者一旦出现髋关节疼痛症状，应立即就医做相关检查，及时撤减激素用量，并积极控制高脂血症和高凝血症。

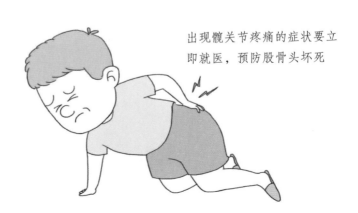

出现髋关节疼痛的症状要立即就医，预防股骨头坏死

适量运动避免血栓形成

肾病综合征患者容易发生血栓，尤其是膜性肾病，血栓发生率可达25%~40%。形成血栓的原因有水肿、活动少、静脉淤滞、高血脂等。

为了避免血栓的形成，肾病综合征患者在药物治疗消除不良症状的同时，应适量做些体育锻炼，如散步、打太极、跳广场舞等活动量比较小的运动，这有助于促进人体内血液循环，避免血栓的形成。

合理使用利尿剂，预防脱水

肾病综合征患者体内常处在低血容量及高凝状态，如发生呕吐、腹泻、使用抗高血压药及利尿剂大量利尿时，肾脏血流灌注量会骤然减少，进而使肾小球滤过率降低，导致急性肾功能衰竭。此外，肾间质水肿、蛋白浓缩形成管型堵塞肾小管等因素，也可诱发急性肾功能衰竭。所以肾病综合征患者要注意预防脱水，精准把握用药剂量，合理使用利尿剂、降压药。

不能一点盐都不吃，以免电解质及代谢紊乱

反复使用利尿剂或长期不合理地禁盐，都可能使肾病综合征患者继发低钠血症。使用肾上腺皮质激素及大量利尿剂导致大量排尿，患者若不及时补钾，容易出现低钾血症。肾脏疾病患者在治疗过程中无须戒盐，以避免低钠血症的发生。长期使用利尿剂者应注意补充钾离子。

盐不可一点都不吃，否则体内离子平衡被打破，反而不利于病情控制

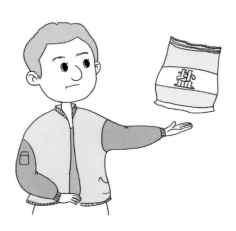

患者应遵守的"三大纪律，八项注意"

　　肾脏疾病是慢性疾病，经常会发生复发甚至肾功能恶化的情况。因此，肾脏疾病患者更应格外注意日常生活中的细节。以下是肾脏疾病患者应该遵守的"三大纪律，八项注意"。严于律已，科学、健康的生活将有助于减少病情复发，促进疾病康复。

三大纪律

合理饮食

"量出为入"是肾脏疾病患者应遵守的饮食法则。其核心是根据人体的代谢能力决定每天三餐的饮食（蛋白质、糖、盐、热量）。过分限制饮食不利于健康，更不利于疾病的恢复；过量摄入则会加重肾脏的工作负荷。

肾功能正常者，饮食无须严格限制，只需注意每天盐摄入量少于6克即可。肾功能受损者，应根据肾脏的排泄功能决定蛋白质和盐的摄入量，蛋白质摄入量以每日每千克体重0.6~0.8克为宜，首选优质蛋白。

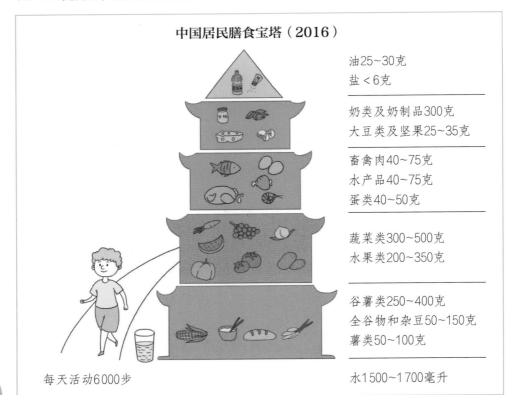

中国居民膳食宝塔（2016）

油25~30克
盐＜6克

奶类及奶制品300克
大豆类及坚果25~35克

畜禽肉40~75克
水产品40~75克
蛋类40~50克

蔬菜类300~500克
水果类200~350克

谷薯类250~400克
全谷物和杂豆50~150克
薯类50~100克

每天活动6000步

水1500~1700毫升

任何感染都会增加肾脏的工作负荷，并有可能直接损害肾脏健康。

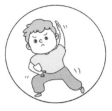 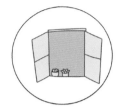 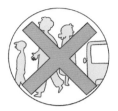

加强锻炼　　　　　　　开窗通风　　　　　　少去人多的场所

定期检查

肾脏有强大的代偿功能，受到轻微损害，人们往往无法感知，有一部分肾脏损害呈潜移默化式发展，只有通过特殊的检查才能获得精准的判断。所以，定期去医院检查极为关键。原则上患者每半年需要做一次全面的肾脏检查，及时发现问题，尽早纠正，有助于控制病情发展。

八项注意

规律生活，杜绝熬夜

养成良好的生活习惯，戒烟限酒，避免熬夜，保持规律的生活节奏。对于肾脏疾病患者来说，透支体力、精力就是透支肾功能，透支生命。

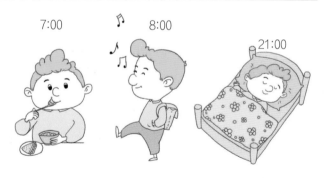

加强锻炼，提高体质，减少复发

适当运动，可以散步、慢跑、游泳、打球，但不主张从事对抗性、竞争性的剧烈运动。

勤测血压

血压是肾功能变化的风向标。定期监测血压，如出现高血压，必须及时降至正常范围。如血压降得过低，出现头晕等不适症状，要及时和医生沟通减少药量。

避免接触重金属

肾脏疾病患者应避免接触汞、锂、镉等重金属。尤其要提醒爱美的女性患者，近年来，有关化妆品的安全事故层出不穷，其中许多事故都是重金属超标造成的，比如某些宣称有美白祛斑功效的化妆品汞含量超标6万倍。

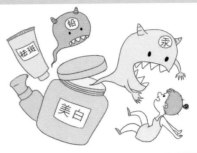

控制体重

肥胖是加重肾负荷的杀手，也是肾脏疾病久治不愈的推手。控制体重是控制蛋白尿、控制高血压以及降血糖的规定动作。

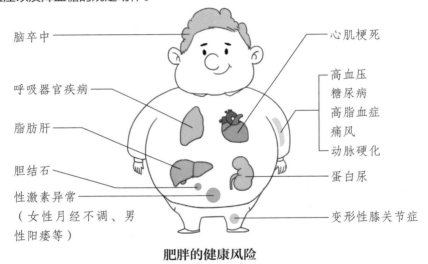

脑卒中

呼吸器官疾病

脂肪肝

胆结石

性激素异常
（女性月经不调、男性阳痿等）

心肌梗死

高血压
糖尿病
高脂血症
痛风
动脉硬化

蛋白尿

变形性膝关节症

肥胖的健康风险

彻底清理体内感染病灶

鼻炎、鼻窦炎、咽炎、扁桃体炎、胆囊炎等各类慢性炎症均为肾脏疾病久治不愈的重要诱因，应将其放在与消除蛋白尿同等重要的位置来对待。

远离偏方、秘方

很多所谓的偏方和秘方缺乏可靠的临床验证，盲目使用，极易发生各类风险。

保持阳光心态

消除对疾病的恐惧心理。绝大多数肾脏疾病不是不治之症，不必为此悲观，医学的不断进步会大大提高肾脏疾病的治愈率。

肾脏疾病患者禁用西药

药物种类	药物名称
解热镇痛药	去痛片、阿司匹林、安乃近、扑热息痛、速效伤风胶囊、感冒通、康泰克等
非甾体抗炎药	扶他林、布洛芬、芬必得、消炎痛、炎痛喜康等
肾毒性抗生素、氨基甙类抗生素	庆大霉素、链霉素、卡那霉素、丁胺卡那霉素、小诺霉素、西梭霉素等
血浆代用品	低分子右旋糖酐、706代血浆
渗透性利尿剂	甘露醇、甘油果糖
静脉输注的各类氨基酸	—

肾脏疾病患者慎用西药

药物种类	药物名称
磺胺类	复方新诺明、磺胺嘧啶等
喹诺酮类	诺氟沙星、氧氟沙星、左氧氟沙星、环丙沙星等
其他	万古霉素等

肾脏疾病患者禁用中药

药物种类	药物名称
单味药	关木通、雷公藤(生药)、广防己(木防己)、青木香、马兜铃、朱砂莲、厚朴、细辛、寻骨风、天仙藤、青风藤、鱼胆、猪苦胆、雄黄、苍耳子、草乌、益母草、天麻、斑蝥、蜈蚣、望江南子、麝香等
中成药	龙胆泻肝丸、妇科分清丸、导赤丸、排石冲剂、八正合剂、甘露消毒丹、金砂五淋丸、桔核丸(上述8种成药含关木通);舒筋活血丸、玄珠狼疮丸(上述2种成药含广防己);冠心苏合丸、纯阳正气丸、十香返生丸(上述3种成药含青木香);止咳化痰丸、二十五味松石丸(上述2种成药含马兜铃);耳聋丸、朱砂安神丸、跌打丸、大黄清胃丸、小儿金丹片、分清五淋丸、安阳精制膏等
成方	防己黄芪汤、当归四逆加吴茱萸生姜汤等

图书在版编目（CIP）数据

护肾有方 / 俞雨生编著.—南京：江苏凤凰科学技术出版社，2022.01（2025.03重印）
（汉竹·健康爱家系列）
ISBN 978-7-5713-2400-1

Ⅰ.①护… Ⅱ.①俞… Ⅲ.①肾疾病－防治－普及读物 Ⅳ.①R692-49

中国版本图书馆CIP数据核字（2021）第176048号

护肾有方

编　　著	俞雨生	
主　　编	汉　竹	
责 任 编 辑	刘玉锋	
特 邀 编 辑	陈　岑	
责 任 校 对	仲　敏	
责 任 设 计	蒋佳佳	
责 任 监 制	刘文洋	

出 版 发 行	江苏凤凰科学技术出版社
出版社地址	南京市湖南路1号A楼，邮编：210009
出版社网址	http://www.pspress.cn
印　　刷	江苏凤凰新华印务集团有限公司

开　　本	720 mm×1000 mm　1/16
印　　张	11
字　　数	200 000
版　　次	2022年1月第1版
印　　次	2025年3月第10次印刷

标 准 书 号	ISBN 978-7-5713-2400-1
定　　价	49.80元

图书如有印装质量问题，可向我社印务部调换。